CUIDADOS PALIATIVOS E PSICO-ONCOLOGIA

CUIDADOS PALIATIVOS E PSICO-ONCOLOGIA

ORGANIZADORAS

Elisa Maria Parahyba Campos

Anali Póvoas Orico Vilaça

MANOLE

Produção editorial: Rosana Arruda da Silva
Projeto gráfico: Departamento Editorial da Editora Manole
Diagramação: Estúdio Castellani
Ilustrações: Estúdio Castellani
Capa: Ricardo Yoshiaki Nitta Rodrigues
Imagem da capa: istockphoto.com

CIP-BRASIL. CATALOGAÇÃO NA PUBLICAÇÃO
SINDICATO NACIONAL DOS EDITORES DE LIVROS, RJ

C973

Cuidados paliativos e psico-oncologia / organizadoras Elisa Maria Parahyba Campos, Anali Póvoas Orico Vilaça. – 1. ed. – Santana de Parnaíba [SP] : Manole, 2022.
152 p. ; 23 cm.

Inclui bibliografia e índice
ISBN 978-65-5576-053-8

1. Câncer – Aspectos psicológicos. 2. Câncer – Pacientes – Psicologia. 3. Câncer – Pacientes – Assistência hospitalar. 4. Câncer – Tratamento paliativo. I. Campos, Elisa Maria Parahyba. II. Vilaça, Anali Póvoas Orico.

21-73744 CDD: 616.994
CDU: 616-006

Meri Gleice Rodrigues de Souza – Bibliotecária – CRB-7/6439

Edição – 2022

Editora Manole Ltda.
Alameda América, 876 – Tamboré
Santana de Parnaíba
06543-315 – SP – Brasil
Tel.: (11) 4196-6000
www.manole.com.br
https://atendimento.manole.com.br/

Impresso no Brasil
Printed in Brazil

Dedicatória

A Celia, a mulher mais corajosa que conheci.

Organizadoras

ELISA MARIA PARAHYBA CAMPOS

Psicanalista. Professora Associada do Instituto de Psicologia da Universidade de São Paulo (USP). Coordenadora do Laboratório Chronos – Centro Humanístico de Recuperação em Oncologia e Saúde, do IPUSP. Integrante do grupo de pesquisa Práticas Clínicas em Psicossomática do CNPq, credenciado pela Universidade de São Paulo (USP).

ANALI PÓVOAS ORICO VILAÇA

Psicóloga. Mestre em Psicologia Clínica pelo Instituto de Psicologia da Universidade de São Paulo (USP). Pós-graduada em Psicologia Aplicada à Saúde – Psicologia Hospitalar pela Universidade Católica de Brasília (UCB/DF). Tem formação clínica em Terapia Cognitivo-comportamental (CETCC/SP) e Treinamento em Terapia Cognitivo-comportamental no Beck Institute (USA). Membro da Diretoria Nacional da Sociedade Brasileira de Psico-oncologia (Gestão 2020-2022 e 2018-2020). Professora e Supervisora Clínica em Terapia Cognitivo-comportamental da Universidade Paulista (Unip). Membro do Laboratório Chronos – Centro Humanístico de Recuperação em Oncologia e Saúde, do Instituto de Psicologia da USP. Integrante do grupo de pesquisa Práticas Clínicas em Psicossomática do CNPq, credenciado pela USP.

Coautores

ALEXANDRE ERNESTO SILVA

Enfermeiro. Doutor e Mestre na temática dos Cuidados Paliativos pela UFMG/MG. Docente da Universidade Federal de São João del-Rei (UFSJ/MG). Membro do Grupo de Estudo e Pesquisa em Cuidados Paliativos (GEPCP) – certificado (CNPq-Fiocruz/RJ). Líder do Grupo de Pesquisa Certificado (CNPq-UFSJ): Oncologia ao Longo do Ciclo de Vida – Linha de Pesquisa: Cuidados Paliativos em Oncologia.

CAIO HENRIQUE VIANNA BAPTISTA

Psicólogo. Mestre em Ciências pela Faculdade de Medicina da Universidade de São Paulo (FMUSP). Especialista em Psicologia Hospitalar pelo Hospital das Clínicas da FMUSP. Especialista em Saúde do Idoso pela Unifesp. Psicólogo do Hospital São Luiz da Rede D'Or – Unidade Jabaquara (Núcleo Pró Creare). Presidente da Estadual de São Paulo da Sociedade Brasileira de Psico-oncologia (Gestão 2020-2022). Membro do Comitê de Psicologia da Associação Brasileira de Linfoma e Leucemia (Abrale). Psicólogo Clínico em consultório particular.

DANILO AUGUSTO MENDOZA FALEIROS

Psicólogo. Mestre em Educação Especial pela Universidade Federal de São Carlos (UFSCar). Especialista em Psicologia Hospitalar pelo Conselho Regional de Psicologia. Especialista em Saúde Mental pelo Hospital Sírio-Libanês. Psicólogo referência e preceptor do Centro de Oncologia do Hospital Sírio-Libanês.

ELISA MARIA PERINA

Psicóloga. Especialista em Psicologia Clínica e Psicologia Hospitalar pelo Conselho Federal de Psicologia e em Arteterapia pela Unicamp. Mestre em Psicologia Clínica pela Universidade de São Paulo. Doutora em Saúde da Criança e do Adolescente pela FCM/Unicamp. Psicóloga do Centro Integrado de Pesquisas Onco-hematológicas da Infância (Cipoi) e coordenadora do Programa de Cuidados Paliativos do Centro Infantil Boldrini. Presidente da Sociedade Brasileira de Psico-oncologia (Gestão 2006-2008). Coordenadora do Comitê Psicossocial da Sociedade Latino-americana de Oncologia Pediátrica (SLAOP) e do Comitê de Psico-oncologia Pediátrica da Sociedade Brasileira de Psico-oncologia (SBPO) e membro associado da International Psycho-Oncology Society (IPOS). Membro Fundadora e Coordenadora do Phoenix – Centro de Estudos e Aconselhamento em Psicologia da Saúde e Tanatologia e da Rede API-Phoenix (Apoio a Perdas Irreparáveis) de Campinas e Região. Representante do Brasil na Rede Latino-americana de Psico-oncologia (Relpo).

ERICA BOLDRINI

Médica. Oncologista pediátrica do Hospital de Câncer infantojuvenil de Barretos. MBA em Gestão em Saúde pela FVG-RJ. Mestre e Doutora em Medicina (Ciências Médicas) pela USP. Aperfeiçoamento em Cuidados Paliativos pelo Hospital Sírio-Libanês, Especialista em Cuidados Paliativos pelo Instituto Pallium da Universidad El Salvador (Argentina), EPEC Pediatrics Trainers St Jude. Introdução à Logoterapia e Análise Existencial pelo Núcleo Agirtrês. Curso Avançado de Tanatologia e Cuidados Paliativos pela EKR Foundation Global capítulo Brasil. Aprimoramento em Tanatologia pelo Instituto Renovare. Extensão em Deliberação Moral e Mediação de Conflitos em Bioética pelo Instituto Paliar. Membro do Comitê de Pediatria da ANCP. Títulos de Atuação em Cuidados Paliativos e em Medicina da Dor pela AMB.

FABIANA MARTHES MOLLI CARON

Psicóloga. Presidente da Sociedade Brasileira de Psico-oncologia – SBPO (Gestão 2020-2023). Membro da Diretoria da Estadual São Paulo da SBPO (Gestão 2018--2020). Sócia-fundadora do Instituto Sentir Psicologia – Psico-oncologia, Cuidados Paliativos e Terapia do Luto. Psicóloga Hospitalar e Psicóloga Paliativista no Hospital Dom Alvarenga (São Paulo/SP). Professora Titular do Curso de Pós-graduação em Psico-oncologia da Faculdade de Ciências Médicas de Minas Gerais (FCMMG). Professora Tutora do Curso de Pós-graduação em Cuidados Paliativos da FCMMG. Psico-oncologista certificada e titulada pela SBPO. Especialista em Cuidados Paliativos e Psico-sócio-oncologia pelo Instituto Pallium Latinoamerica/Oxford University. Especialista em Psicologia Hospitalar pelo Hospital Albert Einstein de São Paulo. Especialista em Teoria, Pesquisa e Intervenções em Luto/Perdas pelo Instituto Quatro Estações de São Paulo.

GABRIELA GOMES LAUREANO

Psicóloga. Especialista em Psicologia em Hospital Geral pelo Hospital das Clínicas da Faculdade de Medicina da USP (FMUSP). Membro Coesa da Sociedade Brasileira de Cirurgia Bariátrica e Metabólica. Cursando Especialização em Psicoterapia Dinâmica Breve no Instituto de Psiquiatria do Hospital das Clínicas da Faculdade de Medicina da USP.

JOÃO LUIZ DE SOUZA HOPF

Médico. Residência Médica em Clínica Médica pelo Hospital Nossa Senhora da Conceição e em Medicina Intensiva pelo Hospital de Clínicas (Porto Alegre). Especialista em Medicina Intensiva pela AMIB e em Teoria, Pesquisa e Intervenção em Luto pelo Instituto de Psicologia 4 Estações. Aperfeiçoamento em Cuidados Paliativos pelo Instituto Paliar. Diretor científico da regional sul da Academia Nacional de Cuidado Paliativo. Chefe do Serviço de Cuidados Paliativos da Santa Casa (Porto Alegre). Preceptor da Faculdade de Medicina da UFCSPA na área de Cuidado Paliativo. Médico da UTI do Pavilhão Pereira Filho da Santa Casa e do CTI do Hospital Mãe de Deus (Porto Alegre).

JULIA SCHMIDT MASO

Psicóloga. Mestre em Psicologia Clínica pela PUC-SP. Especialista em Psicologia Hospitalar e Curso Avançado em Reabilitação Física pela Irmandade da Santa Casa de Misericórdia de São Paulo. Aprimoramento Clínico Institucional em Luto e Casal/Família pela PUC-SP, em Trauma e Desenvolvimento na Harvard University (Cambridge/EUA) e em Famílias enfrentam Crises: Psicoterapia com Base na Teoria do Apego pelo 4 Estações Instituto de Psicologia. Aperfeiçoamento em Processos Educacionais na Saúde e em Cuidados Paliativos, ambos pelo Sírio-Libanês Ensino e Pesquisa. Psicóloga no Hospital Sírio-Libanês e Tutora da Pós-graduação em Cuidados Paliativos Pediátricos do Sírio-Libanês Ensino e Pesquisa.

MARIANA TEZZA

Graduanda do 9º período do curso de Medicina pela Universidade de Caxias do Sul (UCS). Coordenadora do Projeto Médicos do Mundo Caxias do Sul. Coordenadora da Liga Acadêmica de Pneumologia da UCS (LAPUCS): Gestão 2019-2020. Monitora da disciplina de Técnica Cirúrgica e Anestésica pela UCS, em 2020. Coautora do livro *Olhares Interprofissionais sobre Vida e Morte: Mediação entre a vida e a terminalidade pelo Direito, Saúde e Bioética* pela editora Fi.

NATALIA NOVAES PAVANI SOLER

Psicóloga. Pós-graduada em Psico-oncologia pelo AC Camargo Cancer Center e em Cuidados Paliativos pela Casa do Cuidar. Especialista em Psicologia Hospitalar e Psicologia da Saúde pelo CFP e Mestranda em Psicologia Clínica pela Universidade de São Paulo (USP). Psicóloga Sênior do Hospital Alemão Oswaldo Cruz e Coordenadora da Pós-graduação Multiprofissional em Cuidados Paliativos da Faculdade de Educação em Ciências da Saúde (FECS) do Hospital Alemão Oswaldo Cruz. Membro da Sociedade Brasileira de Psico-oncologia.

PAULA ELIAS ORTOLAN

Psicóloga Clínica. Doutoranda em Ciências da Saúde pelo Programa de Pós-graduação em Tocoginecologia da Faculdade de Ciências Médicas (FCM/Unicamp). Mestre em Ciência da Saúde pelo Programa de Saúde da Criança e do Adolescente (FCM/Unicamp). Aprimorada Profissional e Especialista em Oncologia e Psicologia pela FCM/Unicamp/Boldrini. Membro Coordenadora da Rede API-Phoenix (Apoio a Perdas Irreparáveis) de Campinas e Região. Membro do Comitê de Psico-oncologia Pediátrica da Sociedade Brasileira de Psico-oncologia (SBPO): Gestão 2020-2023. Professora e tutora do curso de Psico-oncologia Pediátrica da Abrale/Oncoensino.

PAULA LEITE DUTRA

Médica. Residência Médica em Clínica Médica pelo Hospital Mãe de Deus. Pós-graduada em Cuidados Paliativos pelo Hospital Israelita Albert Einstein. Mestre em Gerontologia Biomédica pela PUCRS. Coordenadora Médica do Núcleo de Cuidados Paliativos do Hospital Mãe de Deus. Médica do Serviço de Cuidados Paliativos da Santa Casa de Misericórdia de Porto Alegre.

PATRICIA MARINHO GRAMACHO

Psicóloga. Especialista em Psicologia Hospitalar e em Psicologia da Reprodução Assistida. Formação em Psicanálise com ênfase no Desenvolvimento da Criança. Capacitação em Reprodução Humana Assistida pela Sociedade Brasileira em Reprodução Assistida (SBRA). Mestre em Letras, Literatura e Crítica Literária (PUC/GO), com projeto voltado para a construção de narrativas com crianças hospitalizadas via literatura infantil. Psico-oncologista pediátrica. Supervisora em Psicologia Hospitalar pela PUC/GO. Cocoordenadora do Centro de Apoio às Famílias Enlutadas (Ceafe) do Cebrom/GO. Professora de Psicologia Hospitalar em cursos de Especialização no IEP, Incursos e CEAPG (Goiás) e de Reprodução Humana Assistida no Instituto Suassuna (Goiás). Psicóloga Clínica e Hospitalar na Humana Medicina Reprodutiva/GO e na Clínica Medicare.

PATRÍCIA PERES DE OLIVEIRA

Enfermeira. Doutora em Educação, Currículo e Mestre em Gerontologia pela PUC-SP. Docente da Universidade Federal de São João del-Rei (UFSJ/MG). Líder do Grupo de Pesquisa Certificado (CNPq-UFSJ/MG): Oncologia ao Longo do Ciclo de Vida – Linha de pesquisa: Atenção Interdisciplinar em Oncologia. Membro da Nanda-I.

REBECCA HOLANDA ARRAIS

Psicóloga. Residência em Saúde, com ênfase em Cancerologia, pela Escola de Saúde Pública do Ceará e Instituto do Câncer do Ceará. Especialista em Psicologia em Saúde pelo Conselho Regional de Psicologia. Mestre em Psicologia Clínica e Doutoranda em Psicologia Escolar e do Desenvolvimento Humano pelo Instituto de Psicologia da Universidade de São Paulo (USP). Psicoterapeuta e docente na Unichristus, onde é responsável pelo serviço-escola de Psicologia Hospitalar da instituição no Hospital Fernandes Távora.

RENATA PAIVA QUEIROZ

Médica. Oncologista Clínica do Centro Brasileiro de Radioterapia, Oncologia e Mastologia (do Cebrom Medicina Oncológica – GO). Membro da Sociedade Brasileira de Oncologia Clínica. Pós-graduação em Cuidados Paliativos. Membro da Academia Nacional de Cuidados Paliativos. Formação em Aconselhamento ao Luto. Facilitadora do Centro de Apoio às Famílias Enlutadas (Ceafe).

TATIANA BUKSTEIN VAINBOIM

Psicóloga. Psico-oncologista pela Sociedade Brasileira de Psico-oncologia (SBPO). Especialista em Psicologia Hospitalar pelo Programa de Aprimoramento em Hospital Geral do Hospital das Clínicas da Faculdade de Medicina da Universidade de São Paulo (FMUSP). Mestre em Neurologia pela FMUSP. Presidente da Sociedade Brasileira de Psico-oncologia (Gestão 2018-2020). Psicóloga da Clínica Souen. Psicóloga do grupo de Hidrodinâmica Cerebral do Instituto de Psiquiatria da FMUSP. Membro do Comitê de Psicologia da Associação Brasileira de Linfoma e Leucemia (Abrale).

THAIS FAUSTINO DE LÁIA

Psicóloga. Especializanda em Gestalt-terapia abordagem clínica e institucional pela Cruzeiro do Sul Institucional. Pós-graduada em Psico-onco-hematologia Pediátrica no Hospital Centro Infantil Boldrini, pela Secretaria de Saúde do Estado de São Paulo. Membro do grupo Phoenix – Centro de Estudos e Aconselhamento em Psicologia da Saúde e Tanatologia e da Rede API-Phoenix (Apoio a Perdas Irreparáveis) de Campinas e Região. Psicóloga Clínica em consultório particular e na Prefeitura Municipal de Itatiba/SP.

THALYTA CRISTINA MANSANO SCHLOSSER

Enfermeira. Doutora e Mestre em Enfermagem pela Unicamp/SP. Docente da Universidade Federal de São João del-Rei e Vice-coordenadora da Residência Profissional em Enfermagem na Atenção Básica e Saúde da Família (UFSJ/MG). Membro dos Grupos de Pesquisa Certificados – CNPq: Oncologia ao Longo do Ciclo de Vida (UFSJ/MG), Incubadora de Procedimentos de Enfermagem (UFRN/RN) e Grupo de Estudos da Assistência de Enfermagem ao Paciente.

Sumário

Apresentação

"Há um começo e um fim para tudo que é vivo. No meio é o viver".

MELONIE E INGPEN

Os cuidados paliativos e a psico-oncologia existem há alguns anos como áreas de atuação no cuidado ao paciente oncológico, e vêm cada vez mais se tornando uma necessidade na abordagem interdisciplinar da assistência integral ao paciente, ao familiar e à equipe de saúde envolvida no adoecimento de câncer.

O foco deste livro foi abordar a prática dos cuidados paliativos no diagnóstico, adoecimento, sobrevida e morte por câncer, em diferentes contextos e áreas de atuação. Para tal, destacamos o significado da palavra *pálio*: um toldo, carregado por participantes da procissão, protegendo o ostensório onde se encontra a hóstia consagrada, que na religião católica simboliza o próprio Cristo transubstanciado no ser humano. *Protegido pelo pálio, cuidado e carregado cuidadosamente.* Pálio, do latim *pallium*, é aquele que protege, que cuida. Essa é a função do cuidado paliativo.

Com os avanços da medicina, a sobrevida de pacientes portadores de doenças graves, como o câncer, aumentou significativamente e, por consequência, surgiu a necessidade de que os profissionais de saúde se voltassem para uma área até então inexistente ou, pelo menos, não constituída como uma área específica de conhecimento: a terminalidade da vida.

Se voltarmos no tempo, na busca da origem dos hospitais, veremos que existe uma conexão entre o cuidado que dispensamos ao paciente e a religião. As entidades religiosas foram as primeiras a assumir o cuidado para com os pacientes que não tinham a quem recorrer. Até hoje, ainda existem as instituições "Santa Casa de Misericórdia", cujo nome é um resquício do passado. Posteriormente, o lugar de cuidar se transforma no lugar de "curar", em paralelo com a evolução da medicina e o surgimento dos hospitais. Se antes o lugar de cuidar era visto como o final da vida de um doente, o hospital passa a ser o local da cura e do restabelecimento da saúde.

Ariès descreve com clareza o foco na doença em lugar da pessoa, do doente, que passa a se chamar "o leito de nº". A despersonalização do paciente é a praxe, o que o coloca no limbo da pré-agonia.[1] O objetivo da medicina era a sobrevida, tudo o que fosse possível para salvar a vida do paciente era utilizado. Surgem as Unidades de Terapia Intensiva (UTI), novos fármacos e novas técnicas cirúrgicas. Todo esse movimento resulta no crescimento de pacientes sobreviventes.

Por outro lado, a morte que antes era vivenciada ao lado de parentes e amigos passa a ser cada vez mais excluída do cotidiano das pessoas. Era preciso afastá-la o máximo possível, a UTI passa a cumprir esse papel. Cada vez mais a agonia da morte passa a ser ignorada ou camuflada.

Falar sobre a morte e o morrer continua sendo um tabu. O filme *A Partida*[2] traz à tona esse sentimento. No filme, o protagonista, um músico violoncelista desempregado, somente consegue uma vaga de emprego em uma funerária local, com a tarefa de ajudar o Mestre a vestir as pessoas mortas antes de colocá-las no caixão. Quando sua família e os amigos descobrem, afastam-se dele horrorizados, não aceitam o emprego ligado a pessoas mortas. O filme retrata, por um lado, o preconceito das pessoas em relação à morte e, por outro, uma importante reflexão sobre perdas, despedidas e luto.

Até aqui, descrevemos só as repercussões, a visão daqueles que cercam os pacientes, como os parentes e amigos. Mas escrever sobre esse tema nos coloca – profissionais de saúde – em um lugar ambíguo: como separar o que é a técnica da sensibilidade necessária para enfrentar esse assunto? Todos sabemos que vamos morrer um dia, falamos sobre adoecimento e terminalidade, mas será que refletimos e nos colocamos no lugar do paciente? Será que é tão simples lidar com a nossa inexorável finitude?

Cicely Saunders, na década de 1960, estrutura essa área, criando uma filosofia que norteia o que é o cuidado paliativo, no cuidado de pacientes graves ou fora de cuidados terapêuticos. A profissional deixou sua marca na assistência integral desses pacientes e na grande mensagem do cuidar: sempre há o que tratar, sempre há o que fazer, sempre há a quem escutar em suas necessidades.

A atuação em cuidados paliativos desenvolveu-se ao longo dos anos, atingindo cada vez mais o campo da prática clínica e da pesquisa em enfermidades que

[1] Ariès, P. Essais sur l'histoire de la mort en Occident: du Moyen Âge à nos jours. Paris: Seuil; 1975.

[2] *A Partida*, filme japonês, direção de Yojiro Takita (2008), em que se pode ver, caricatamente, o horror causado na cidade em que vive o protagonista.

colocam em risco a vida e que trazem consigo um grande impacto no âmbito pessoal, social e psicológico do doente. Os cuidados paliativos têm sua premissa no cuidado amplo e integrado do sujeito, com o objetivo de promover a assistência de uma equipe multidisciplinar que envolve escuta, alívio do sofrimento físico e emocional, bem como a valorização da vida.

Neste livro reunimos diferentes visões sobre cuidados paliativos, com a intenção de atingir tanto profissionais da área de saúde como leigos, que passaram, ou não, por uma experiência relacionada a esse tema.

No início refletimos, inevitavelmente, sobre a teoria e a prática em cuidados paliativos e psico-oncologia, para situar o leitor nessas áreas, muitas vezes desconhecidas. Em seguida, abordamos um tema que é o eixo de nossa atividade, como profissionais de saúde, a questão da comunicação. Se em toda atividade profissional a comunicação é importante, quando se trata de falar sobre a qualidade do viver, da saúde e de nossa finitude, mais do que nunca, a técnica se une à sensibilidade. Transmitir más notícias e explicar o que são os cuidados paliativos não é tarefa fácil.

Em seguida, tratamos da atenção e cuidado aos familiares dos pacientes, que estão ao lado de seus entes, acompanhando todo o processo e que, também, precisam de assistência, seja para entender o adoecimento e as repercussões deste na dinâmica familiar, seja para serem encaminhados a uma assistência pessoal. Além dos familiares, demos especial atenção aos profissionais de saúde. A equipe é abordada em diferentes capítulos pela importância da atuação interdisciplinar em cuidados paliativos e também de olhar para essa equipe como parte integrante da tríade de cuidados – paciente, familiares e profissionais de saúde.

Destacamos, também, a atuação da psico-oncologia e dos cuidados paliativos em diferentes fases da vida: na infância, na vida adulta e na velhice. Tratamos do impacto do adoecimento na dinâmica familiar, social, psicológica e na qualidade de vida em cada uma dessas fases. Por último, pela importância dos cuidados em fim de vida, alguns capítulos foram destinados a esses pacientes, abordando reflexões, técnicas e pesquisas na área para a melhor assistência possível em um momento tão delicado da vida, que é sua finitude.

Por que escolhemos essa área para atuar?

Mil respostas, ou nenhuma resposta, mas talvez, refletindo sobre a indagação, possamos atuar melhor em nossa atividade. Este é nosso objetivo com o livro: que a teoria, as experiências, as pesquisas e os relatos possam auxiliar os leitores a compreender a importância do cuidar.

Prefácio

A Sociedade Brasileira de Geriatria e Gerontologia (SBGG) e a Academia Nacional de Cuidados Paliativos (ANCP), em 23 de setembro de 2021, emitiram um documento no qual procuram delimitar o campo de saber e de atuação dos cuidados paliativos, uma prática assistencial que está indicada para todos os pacientes (e familiares) com doença ameaçadora da continuidade da vida por qualquer diagnóstico, seja qual for o prognóstico, seja qual for a idade, e a qualquer momento da doença em que eles tenham expectativas ou necessidades não atendidas.

É o reconhecimento de que o adoecer e seus possíveis destinos são pautados em experiências singulares e subjetivas que devem ser levadas em consideração.

Os cuidados paliativos visam a aliviar o sofrimento e agregar qualidade à vida e ao processo de morrer, auxiliando pacientes e familiares a:

(I) lidar com questões físicas, psicológicas, sociais, espirituais e de ordem prática, com seus medos, expectativas, necessidades e esperanças;
(II) preparar-se para a autodeterminação no manejo do processo de morrer e do final da vida;
(III) lidar com as perdas durante a doença e o período de luto;
(IV) alcançar o seu potencial máximo, mesmo diante da adversidade.

Esse documento nos informa, ainda, que no Brasil as primeiras iniciativas de cuidados paliativos datam do início de 1990 e que em 2002 o Sistema Único de Saúde (SUS) incluiu a prática dos cuidados paliativos em serviços de oncologia. E, diante da grande necessidade de reflexões dos cuidados de final de vida das pessoas idosas, em 2004, a SBGG instituiu sua Comissão Permanente de Cuidados Paliativos.

Pouco anos após, em 2009, o Conselho Federal de Medicina incluiu os cuidados paliativos como princípio fundamental no Código de Ética Médica (Resolução CFM n. 1.931, de 17 de setembro de 2009), informação essa também replicada no novo Código de Ética Médica (Resolução CFM n. 2.217, de 27 de setembro de 2018). Em 2011, a Associação Médica Brasileira (AMB) reconheceu a medicina paliativa como área de atuação de seis especialidades médicas. Movimentos vigorosos nesse sentido podem ser observados nos profissionais de enfermagem e de psicologia.

É importante citar atividades pioneiras nos cuidados paliativos no Brasil, segundo a ANCP. Não obstante as reflexões nessa área já ocorrerem desde a década de 1970, elas somente se organizam mais adiante e, entre os primeiros serviços, destacam-se na década de 1990 a Escola Paulista de Medicina (Prof. Marco Túlio de Assis Figueiredo), o Instituto Nacional de Câncer em 1998 e o Hospital do Servidor Público Estadual de São Paulo (HSPE/SP) em 2002 (Dra. Dalva Yukie Matsumoto); sendo fundada, em 1997, a Associação Brasileira de Cuidados Paliativos e, vale acrescentar, a Sociedade Brasileira de Psico-oncologia, espaço institucional em que tradicionalmente discutem-se os cuidados paliativos desde a sua fundação em 1994.

Segundo a Organização Mundial da Saúde (OMS), desde o início dos anos 1980, a necessidade de cuidados paliativos para pacientes com câncer tem sido progressivamente reconhecida em todo o mundo. Mais recentemente, houve um aumento da consciência da necessidade de cuidados paliativos para outras doenças crônicas como HIV/AIDS, insuficiência cardíaca congestiva, doença cerebrovascular, doenças neurodegenerativas, doenças respiratórias crônicas, tuberculose resistente a medicamentos e doenças dos idosos. No entanto, existe uma enorme população cujas necessidades não são atendidas em cuidados paliativos, para estes e muitos outros problemas crônicos de saúde que limitam a qualidade de vida, o que implica maior sofrimento na terminalidade desses pacientes e sem uma abordagem de equipes de saúde que possam atender às necessidades dos pacientes e de suas famílias, incluindo aconselhamento sobre luto, em muitas partes do mundo.

As instituições qualitativamente significativas que exercem os cuidados paliativos estão em consonância com a OMS, em conceito definido em 1990 e atualizado em 2002:

> Cuidados paliativos consistem na assistência promovida por uma equipe multidisciplinar, que objetiva a melhoria da qualidade de vida do paciente e seus familiares, diante de uma doença que ameace a vida, por meio da prevenção e alívio do sofrimento, da identificação precoce, avaliação impecável e tratamento de dor e demais sintomas físicos, sociais, psicológicos e espirituais.

Baseados nos princípios bioéticos da autonomia do paciente, possibilitando que ele tome suas próprias decisões, no princípio da beneficência e da não maleficência, os cuidados paliativos desenvolvem o cuidado ao paciente visando à qualidade de vida e à manutenção da dignidade humana no decorrer da doença, na terminalidade da vida, na morte e no período de luto.

Creio ser de importância ressaltar que os cuidados paliativos, quando são aplicados de maneira correta, promovem, também, o controle dos sintomas, aumento da sobrevida em algumas doenças e melhoria no uso de recursos em saúde, pois, infelizmente, são muitas as desinformações sobre os reais objetivos dos cuidados paliativos.

Sabemos que em termos de futuro, daqui para a frente, a maioria dos adultos terá uma ou mais doenças crônicas com as quais viverá por anos antes de morrer; mas a atenção à saúde se concentra quase exclusivamente em curar doenças e prolongar a vida, em vez de melhorar a qualidade de vida e aliviar o sofrimento.

Segundo a OMS, a cada ano, cerca de 20 milhões de pessoas precisam de cuidados paliativos, incluindo 6% que são crianças. E, sem dúvida, tais estimativas estão subestimadas.

Mas os profissionais de saúde, infelizmente, muitas vezes não estão aptos a atender às necessidades dos pacientes, pois esses tratamentos não são ensinados nessas faculdades da área de saúde. Os cuidados paliativos visam a aliviar o sofrimento e melhorar a qualidade de vida de pacientes com doenças avançadas e de seus familiares, por meio de conhecimentos e habilidades específicas, incluindo a comunicação com pacientes e familiares; tratamento da dor e outros sintomas; apoio psicossocial, espiritual e de luto; bem como a coordenação de uma série de serviços médicos, psicológicos, de enfermagem e sociais. Os cuidados paliativos devem ser oferecidos simultaneamente com todos os outros tratamentos médicos.

Este livro pretende esclarecer, de forma objetiva e prática, em que se constituem os cuidados paliativos e como são exercidos em sua prática clínica. Emerge de um conhecimento construído, pelos respectivos autores, em seu exercício profissional de uma prática assistencial que aborda diferentes e múltiplas possibilidades e exigências do cotidiano do espaço onde se exerce o cuidado paliativo, tendo como valor central a dignidade humana.

Aborda a árdua questão da comunicação, coloca-nos alternativas àquelas empregadas, notadamente, no Reino Unido e Estados Unidos, onde várias instituições procuram estabelecer protocolos para a comunicação de "más notícias", mas, frequentemente, confundem mapa com território, ou cardápio e refeição (ver Alfred Korzybski e Michel Houellebecq). Cuidados paliativos não deveriam ser regidos por protocolos, mas sim por princípios.

Todo o conteúdo do livro nos remete ao fenômeno humano de como tratar/cuidar deste humano. Como humanizar a atividade assistencial? Essencialmente, trata-se de reconhecer e lidar com a intersubjetividade (as relações entre o Eu e o Outro, a relação dialética presente no interjogo das subjetividades) presente na experiência clínica.

Alguns confundem humanizar com estabelecer relações civilizadas (boa educação, respeito ao próximo) no espaço assistencial; acolher, tratar com boas maneiras o paciente, acalentar, todos esses e muitos outros que lhe são próprios se constituem em condições necessárias de um processo civilizatório, embora importantes, não abarcam o processo de humanização. A humanização é o reconhecimento da intersubjetividade dos pacientes, de seus familiares e dos profissionais que interagem formando sistemas psicológicos (um campo assistencial, aquele espaço virtual que emerge das interações de todos os atores envolvidos) com dinâmicas próprias que influenciam o processo assistencial, possibilitando a criação de um espaço de segurança.[1] Importante frisar que estamos falando de fenômenos humanos, que só adquirem sentido se puderem ter significado na interação. É na experiência humana relacional que o homem se humaniza.

Dr. Avelino Luiz Rodrigues

Professor Associado (livre-docente). Departamento de Psicologia Clínica do Instituto de Psicologia da Universidade de São Paulo (IPUSP). Coordenador do Laboratório Sujeito e Corpo – SuCor do IPUSP. Líder do grupo de pesquisa: Grupo Interdisciplinar de Estudos e Pesquisas em Psicossomática CNPq – credenciado pela USP.

REFERÊNCIAS BIBLIOGRÁFICAS

1. Sociedade Brasileira de Geriatria e Gerontologia (SBGG). Manifestação da Sociedade Brasileira de Geriatria e Gerontologia sobre a divulgação de informações incorretas sobre Cuidados Paliativos. 2021. Disponível em: https://sbgg.org.br/wp-content/uploads/2021/09/Pronunciamento-da-SBGG-com-apoio-da-ANCP-sobre-a-divulgação-de-informações-incorretas-sobre-Cuidados-Paliativos.docx.pdf; acessado em: 1 de outubro de 2021.
2. Brasil. Ministério da Saúde. Manual de Cuidados Paliativos. 2020. Disponível em: https://antigo.saude.gov.br/images/pdf/2020/September/17/Manual-CuidadosPaliativos-vers--o-final.pdf; acessado em: 1 de outubro de 2021.
3. Academia Nacional de Cuidados Paliativos (ANCP). O que são cuidados paliativos. 2021. Disponível em: https://www.paliativo.org.br/cuidados-paliativos/o-que-sao/; acessado em: 1 de outubro de 2021.

[1] Espaço de segurança é um conceito proposto por Konrad Lorenz na Etologia, é aquela área dentro da qual o estresse é mínimo, e, também, onde transformações adaptativas podem acontecer; psicanalistas que atuam em instituições de saúde levaram este conceito para a assistência aos seres humanos, sendo ele concebido a partir de vínculos afetivos que são construídos com figuras significativas. A relação terapêutica emerge desse espaço de segurança (Tenenbaum, 2017).

4. Connor SR, Bermedo MCS. Global Atlas of Palliative Care at the End of Life. Worldwide palliative care alliance. 2014. Disponível em: https://www.who.int/nmh/Global_Atlas_of_Palliative_Care.pdf; acessado em: 1 de outubro de 2021.
5. Sociedade Brasileira de Psico-oncologia. 2021. Disponível em: https://https://sbpo.org.br/sobre/; acessado em: 1 de outubro de 2021.
6. Matsumoto DY. Cuidados paliativos: conceitos, fundamentos e princípios. In: Carvalho RT, Parsons HA (orgs.). Manual de cuidados paliativos ANCP. 2012. pp.23-30 Disponível em: http://biblioteca.cofen.gov.br/wp-content/uploads/2017/05/Manual-de-cuidados-paliativos-ANCP.pdf; acessado em: 1 de outubro de 2021.
7. Conselho Federal de Psicologia. Referência técnica para atuação de psicólogas(os) nos serviços hospitalares do SUS (versão preliminar para consulta pública). 2019. Disponível em: https://site.cfp.org.br/wp-content/uploads/2019/06/texto-hospitalar-consulta-p%C3%BAblica.pdf; acessado em: 1 de outubro de 2021.
8. Morrison RS, Meier DE. Palliative Care. The New England Journal of Medicine. 2004;350:2582-90. Disponível em: https://www.nejm.org/doi/full/10.1056/nejmcp035232?casa_token=4rdHEPZDT4gAAAAA:QU8Clb4o3etSym3s8OrsK-OyPYeL08hCJeGHxQJC58okblUumvKqkuFmkv5Wq4_8mB9h6Swcvw3KnZV9. DOI: 10.1056/NEJMcp035232; acessado em: 1 de outubro de 2021.
9. Tenenbaum D. As principais tensões psicológicas na prática assistencial hospitalar. Curitiba: Appris; 2017. 291 p.
10. World Health Organization (WHO). National Cancer Control Programmes: policies and managerial guidelines. 2.ed. Geneva: WHO, [Internet]. 2002. Disponível em: https://apps.who.int/iris/bitstream/handle/10665/42494/9241545577.pdf?sequence=1&isAllowed=y. Acessado em: 2 de outubro de 2021.
11. Korzybski, A. Selections from Science and Sanity, Second Edition: An Introduction to Non-Aristotelian Systems and General Semantics. New York: Institute of General Semantics; 2010. 240p.
12. Houellebecq, M. Submissão. Aguiar, FR, translator. Madri: Alfaguara; 2015. 256p.

CAPÍTULO 1

Cuidados paliativos: teoria e prática

João Luiz de Souza Hopf
Paula Leite Dutra
Mariana Tezza

INTRODUÇÃO

Estamos acostumados a celebrar a vida. Comemoramos nascimentos, festejamos aniversários e solenizamos as conquistas obtidas ao longo da nossa existência. Contudo, quando nos deparamos com o processo de adoecimento, seja pela própria experiência, seja de um familiar ou de um amigo, muitas vezes nos defrontamos com questionamentos e aflições acerca da vida e da morte.

A morte e a doença, a exemplo de um diagnóstico de câncer, infecção por HIV ou alguma doença crônica degenerativa, ainda são vistas como tabus em nosso meio, uma vez que comprometem o bem-estar físico, mental, social e emocional, não apenas do paciente, mas também de seus familiares. Em contextos como esses, em que nos sentimos tomados por reflexões repletas de angústias, dúvidas e medos, além de sofrimentos físicos inerentes à doença, é que podemos contar com uma equipe de cuidado paliativo (CP).

Cuidado paliativo é definido, segundo a Organização Mundial da Saúde (OMS), como:

> Abordagem que visa melhorar a qualidade de vida de pacientes e familiares no contexto de uma doença grave e ameaçadora da vida por meio da prevenção, do alívio do sofrimento, da identificação precoce e do tratamento impecável da dor e de outros sintomas e problemas físicos, psíquicos, sociais e espirituais.[1]

Os cuidados oferecidos pela medicina paliativa requerem profissionais capacitados e um atendimento especializado e individualizado para cada paciente, atentando para cada detalhe e necessidade do indivíduo em sofrimento.

É importante ressaltar que os cuidados paliativos não são destinados quando os tratamentos e recursos já se esgotaram, mas sim porque representam uma abordagem que deve ser desenvolvida desde o momento do diagnóstico de uma doença crônica e progressiva, e, também, ao longo de um tratamento que objetiva a cura ou o retardamento da evolução de uma doença, até que se chegue à fase final de vida (Figura 1).

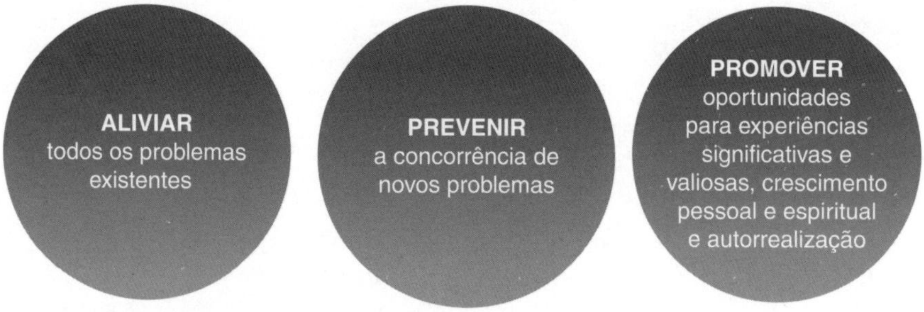
ALIVIAR
todos os problemas existentes
PREVENIR
a concorrência de novos problemas
PROMOVER
oportunidades para experiências significativas e valiosas, crescimento pessoal e espiritual e autorrealização

FIGURA 1 Objetivo dos cuidados paliativos.
Fonte: Manual de Cuidados Paliativos da Sociedade Brasileira de Geriatria e Gerontologia.[2]

FILOSOFIA E PRINCÍPIOS DOS CUIDADOS PALIATIVOS

A medicina moderna, altamente técnica, busca incansavelmente a cura. Direcionada, muitas vezes, de forma perseverante, para a patologia e esquecendo que por trás da doença habita um indivíduo que sofre e possui medos e incertezas. E o cuidado, diferentemente da cura, nos remete à dignidade do ser humano, centralizando o paciente como soberano de sua autonomia no cuidado, possibilitando que ele tome suas próprias decisões a fim de garantir a qualidade de vida e a manutenção da dignidade, seja na doença e na terminalidade ou na morte e no luto.

A assistência dos cuidados paliativos é focada na pessoa e não na doença.

Os cuidados paliativos possuem princípios que comandam a atuação da equipe multiprofissional, baseando-se no conhecimento científico de cada especialidade e possibilitando uma intervenção clínica e terapêutica nas diversas esferas da ciência médica.[3] Esses princípios, publicados pela OMS em 1986 e reafirmados em uma revisão feita em 2002, podem ser conferidos a seguir.

- **Promoção do alívio da dor e de outros sintomas que causam desconforto:** a presença da equipe multidisciplinar garante que o conhecimento específico de cada área gere uma prescrição medicamentosa mais eficaz, além de medidas não farmacológicas e abordagem psicossocial, auxiliando no alívio da dor.
- **Afirmação da vida, considerando a morte como processo natural:** a terminalidade da vida é uma constante nos CP. Compreender a morte auxilia o paciente a entender a sua doença, possibilitando a discussão do processo de adoecimento e a tomada de decisões.
- **Não adiantar nem postergar a morte:** medidas ativas e reabilitadoras que melhorem a qualidade de vida do doente podem retardar a evolução da doença sem causar mais desconforto e sofrimento além dos já ocasionados pela própria doença.
- **Integração do psicossocial e espiritual no cuidado:** a presença de múltiplos profissionais, que identificam os problemas e tomam decisões em conjunto com o paciente, é importante. Pois a doença ameaça a vida e traz perdas como a da autonomia, segurança, autoimagem, capacidade física e outros aspectos que garantem o controle das relações, com as quais tanto o paciente quanto seus familiares não se sentem preparados para lidar. Portanto, englobar aspectos humanos aliados às próprias crenças do paciente são de suma importância no desenvolvimento do cuidado.
- **Ofertar sistema de suporte que possibilite ao paciente viver tão ativo quanto possível, até sua morte:** o foco dos CP é a qualidade de vida, independentemente da doença ou da fase evolutiva da doença em que o paciente se encontra, auxiliando-o a enfrentar desde o diagnóstico até seu final de vida.[4]
- **Ofertar sistema de suporte que auxilie os familiares a enfrentar a doença e o luto:** a família e amigos do paciente servem como rede de apoio e são importantes na tomada de decisões. Informá-los adequadamente sobre o quadro e evolução da doença permite aos familiares a compreensão de todo o processo, possibilitando sensação de segurança e amparo, o que pode prevenir complicações futuras no período do luto.[4]
- **Iniciar o mais precocemente possível, junto a outras medidas de prolongamento da vida, como a quimioterapia e a radioterapia, incluindo investigações necessárias para melhor compreender e manejar os sintomas:** como preconizado pela OMS, os cuidados paliativos devem ser inseridos no tratamento do paciente desde o diagnóstico de uma doença ameaçadora à vida, mesmo que ainda haja possibilidade de cura[3] (Figura 2).

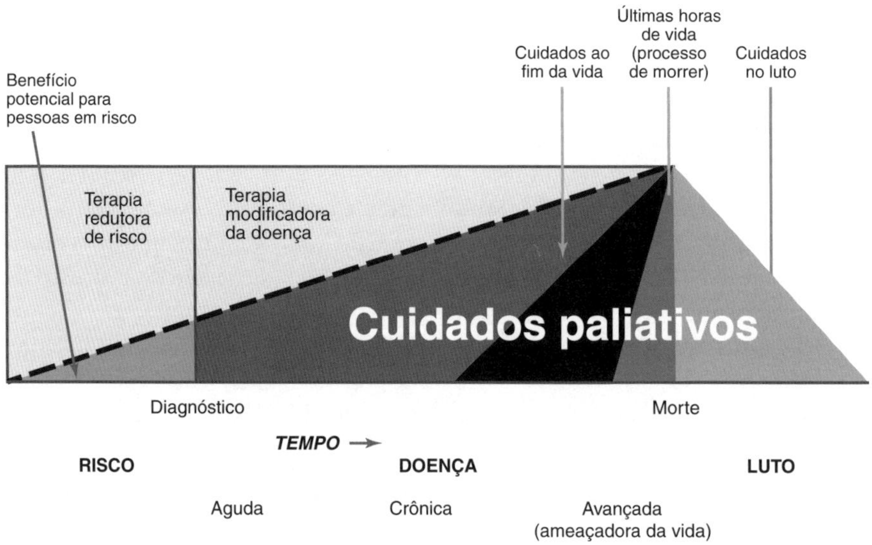

FIGURA 2 Cuidados paliativos em todas as fases da doença.
Fonte: Manual de Cuidados Paliativos da Sociedade Brasileira de Geriatria e Gerontologia.[2]

DEFINIÇÕES

O cuidado tomado pela equipe interdisciplinar varia conforme o planejamento de saúde local, os aspectos culturais e sociais, além do acesso e disponibilidade de recursos. Portanto, algumas definições analisadas e discutidas pelo Conselho Regional de Medicina do Estado de São Paulo (Cremesp) e pela Academia Nacional de cuidados paliativos (ANCP) podem auxiliar nas formulações das políticas de cuidados paliativos.[3]

Paciente terminal: é um termo que deve ser evitado, uma vez que seu estigma traz confusão e medo ao paciente que ouve essas palavras.

Paciente elegível para cuidados paliativos: é aquele detentor de uma doença crônica, progressiva e ameaçadora à continuidade da vida. A exemplo temos alguns tipos de neoplasias, síndromes neurológicas, doenças pulmonares crônicas, doenças cardiovasculares e doença de Alzheimer, doenças que podem causar dependência total do doente para realizar atividades do cotidiano.

Paciente em processo de morte: o tempo de vida cursa para dias ou horas.

Fase final da vida: os sinais e sintomas representam a progressão acelerada da doença, reduzindo a vida a semanas.

Ação paliativa: terapêutica que reduz os malefícios da doença e mantém o bem-estar do paciente, mas não tem intenção curativa.

PRINCÍPIOS DO CONTROLE DE SINTOMAS

A prevenção e o alívio do sofrimento humano, visando à qualidade de vida dos pacientes que possuem uma doença ameaçadora à vida estão contemplados na definição dos cuidados paliativos.

A avaliação individualizada, o controle e o manejo impecável dos sintomas oferecidos por uma equipe multiprofissional são pilares dos cuidados paliativos. Atentar-se aos detalhes, valorizando cada sintoma de forma minuciosa e reverter o evento sempre que possível deve ser uma das metas da equipe.[3]

Os sintomas muitas vezes podem ser evitados. Ao conhecer a história natural da doença e por meio de uma avaliação global do paciente, medidas farmacológicas ou não farmacológicas podem ser adotadas. Como medidas não farmacológicas podemos citar psicoterapia, acupuntura, massagens, técnicas de relaxamento e fisioterapia.

Sempre devem-se levar em consideração todas as dimensões do sofrimento humano, pois sabe-se que um sintoma não é influenciado apenas por alterações físicas, mas também sociais, espirituais, psicológicas. Cicely Saunders introduziu o termo "dor total" que exemplifica todas as dimensões do sofrimento e a impossibilidade de dissociação entre elas. Para uma avaliação adequada de sintomas, todas essas dimensões devem ser investigadas e avaliadas (Figura 3).

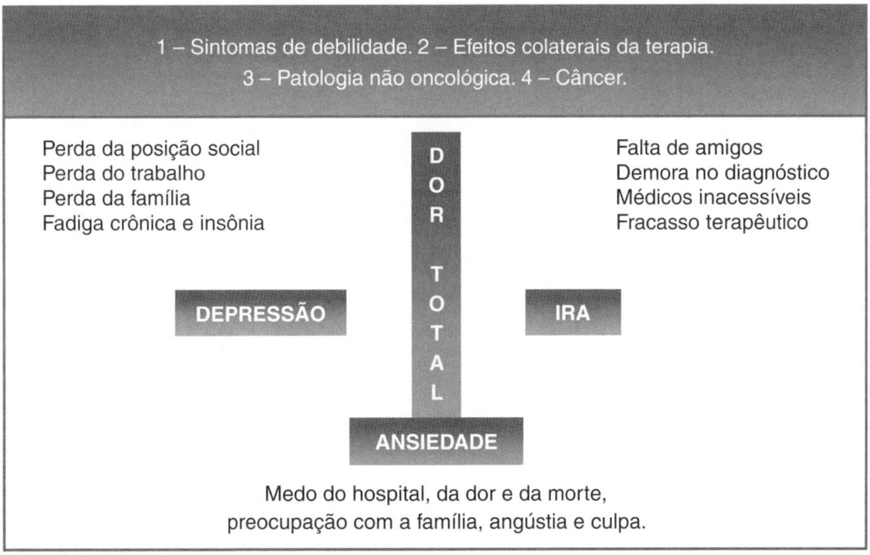

FIGURA 3 Esquema de Twycross sobre dor total.
Fonte: Manual de Cuidados Paliativos da ANCP, 2012.[4]

A EQUIPE INTERDISCIPLINAR

A equipe multiprofissional e interdisciplinar composta por médico, enfermeiro, psicólogo, assistente social, capelão, fisioterapeuta e outros profissionais dedicam-se não à doença a ser curada ou controlada, mas ao doente. É fundamental, nesse cuidado, garantir a veracidade das informações e a autonomia do paciente, permitindo sua participação na tomada de decisões.[5]

Os múltiplos profissionais atuam em conjunto, com cada indivíduo, colocando a serviço do paciente seus conhecimentos e técnicas relacionados à sua área de competência.

Para que o trabalho interdisciplinar tenha sucesso, cada integrante necessita ter domínio sobre o que compete à sua área e saber também trabalhar com outros profissionais de diversas especialidades. A comunicação é a chave do sucesso desse cuidado, buscando-se, sempre, consenso e clareza nos objetivos e estratégias propostas[6,7] (Quadro 1).

QUADRO 1 Funções de alguns membros da equipe interdisciplinar

Médico	Informar o contexto geral do tratamento, plano de ação e intenção Coordenar a comunicação entre os profissionais envolvidos, o paciente e sua família Ser um facilitador para que toda a equipe trabalhe e ajude o paciente a exercer sua autonomia
Assistente social	Promover recursos necessários para o retorno à atividade laboral Conhecer o paciente, família e cuidadores nos aspectos socioeconômicos, visando ao oferecimento de informações e orientações legais, burocráticas e de direitos, imprescindíveis para o bom andamento do cuidado ao paciente
Enfermeiro	Realizar a avaliação sistemática dos sinais e sintomas Auxílio da equipe multiprofissional no estabelecimento de prioridades para cada paciente Dominar a técnica de hipodermóclise, curativos nas lesões malignas cutâneas Realizar técnicas de comunicação, manutenção da higiene, das medidas de conforto e trabalho junto às famílias
Psicólogo	Compreender o paciente frente ao diagnóstico, distinguir a realidade das fantasias e concepções errôneas Trabalhar com a equipe, identificando possíveis angústias durante o acompanhamento de pacientes com doenças ameaçadoras à continuidade da vida
Farmacêutico	Orientar e ajustar melhor a posologia e a via de administração das medicações Promover aumento da adesão aos tratamentos mediante orientação de pacientes, familiares e cuidadores sobre benefício das medicações

O desenvolvimento de uma relação em equipe pode possuir entraves, entre eles, sobre o que se deve e o que se pode compartilhar de informações do paciente e seus familiares, uma vez que todos os códigos das diferentes áreas possuem seus princípios de sigilo profissional. Portanto, para que se contornem as dificuldades éticas sem que existam prejuízos, faz-se importante estabelecer um protocolo de informações que serão transmitidas aos pacientes, para em seguida cada profissional buscar elementos com o próprio paciente.

A IMPORTÂNCIA DA FAMÍLIA

A família representa um pilar fundamental no apoio ao doente em cuidado paliativo. O cuidado centrado nos valores e preferências do paciente é aprimorado diante da valorização e atenção aos familiares e estes devem ser estimulados a participar e estarem engajados nos planos de cuidado do ente querido.[8]

É essencial ressaltarmos que os sofrimentos inerentes ao momento do ciclo vital vivido pelo paciente atingem também todos aqueles que convivem e estão afetivamente ligados a ele.

Quando falamos em família, referimo-nos a esta no seu sentido mais amplo, considerando as pessoas mais importantes no momento de vida atual do paciente e reconhecidas assim por ele.[8]

Uma importante tarefa da equipe de cuidado paliativo é a realização de conferência familiar (CF), a qual é uma ferramenta fundamental durante o acompanhamento do paciente, tanto para a equipe de saúde quanto para o paciente e sua família.[9]

Entre os objetivos da CF estão: facilitar a comunicação entre a equipe de saúde e o paciente/família; auxiliar na transição do cuidado; auxiliar no enfrentamento da doença; planejar e reforçar o objetivo do cuidado; ensinar e dar suporte aos familiares e cuidadores e compartilhar o prognóstico e decisões.

É importante salientar que a essência da CF não é, necessariamente, oferecer uma solução, mas explicitar as vantagens e desvantagens das opções.[10]

A CF é sempre desafiadora, pois reúne diversos membros da família com suas diferentes características, tanto a respeito do entendimento da doença quanto do momento atual vivenciado pelo paciente.

A preparação, realização e seguimento corretos e previamente estudados da CF permitem um cuidado centrado no desejo do paciente, facilitam a comunicação entre equipes e familiares, reduzem ruídos de comunicação e fazem com que os objetivos do cuidado sejam claramente expostos para que sejam mais bem compreendidos.[11]

MODELOS DE ASSISTÊNCIA EM CUIDADOS PALIATIVOS

Diante do conteúdo exposto você pode estar se perguntando: "mas a abordagem multidisciplinar, desenvolvida dentro dos cuidados paliativos, está restrita ao ambiente hospitalar?" E a resposta é NÃO! Lembre-se, o cuidado paliativo não é exclusivo para casos em que há um processo ativo de morte, podendo auxiliar desde o momento do diagnóstico de uma doença que, sabidamente, trará sofrimento ao paciente e sua família.

Hospedaria/*hospice*: atualmente, uma hospedaria não é apenas um local de internação de pessoas em terminalidade, mas sim uma filosofia. Ela é capaz de integrar um ambiente acolhedor e agradável ao cuidado paliativo e humanizado.

O *hospice* é uma unidade de saúde de menor complexidade, onde há auxílio no controle de sintomas junto com a adoção de pequenas intervenções clínicas, garantindo, dessa forma, o bem-estar do paciente em curso de tratamento, seja ele curativo ou não.

Enfermaria: está dentro de um serviço de alta complexidade, a exemplo de um hospital geral, onde existe um quarto mais acolhedor, apropriado para garantir o bem-estar do paciente e familiares e contando, ainda, com uma equipe multiprofissional. Nesse ambiente, os familiares podem permanecer próximo ao paciente com horários de permanência mais flexíveis, além da possibilidade de uma alimentação de conforto, fugindo um pouco à regra hospitalar.

É possibilitada à equipe uma ampla troca de informações semanais, garantindo o acesso diário aos prontuários pelos múltiplos profissionais que cuidam do paciente, além de facilitar as visitas coletivas aos leitos, possibilitando uma visão mais ampla acerca do caso. Nesse âmbito é possível criar um vínculo entre equipe, paciente e familiares, o que favorece a comunicação e aceitação dos cuidados ofertados.

Geralmente, o paciente é internado na enfermaria em virtude da progressão de uma doença já avançada; podendo ocorrer quando há alguma intercorrência clínica, ou processo ativo de morte, quando os cuidados domiciliares não são mais capazes de controlar a situação.

Ambulatório: está direcionado ao atendimento de pacientes não internados, que apresentam doenças crônicas degenerativas que ameaçam a continuidade da vida e que necessitam de um cuidado mais integrado.

Assistência domiciliar: nesse nível de assistência busca-se uma atenção mais humanitária ao paciente, uma vez que ele pode ficar no conforto da sua casa e próximo de seus familiares, garantindo a autonomia no cotidiano e trazendo como benefício a redução do estresse gerado no doente, o risco de infecção hospitalar e os custos elevados na saúde. Contudo, uma avaliação da estrutura familiar que cerca o paciente, além da observação da rede de apoio na área da saúde, é fundamental para que esse tipo de cuidado tenha bons resultados.

Os critérios de elegibilidade para que os CP sejam feitos em domicílio constituem um aspecto relevante nesse cenário, pois não basta apenas o paciente ou familiares optarem por enfrentar os cuidados e o óbito em casa. Por isso se fazem necessários um diagnóstico definido, um plano terapêutico estipulado, uma vistoria que certifique as condições mínimas de higiene no local, como a presença de saneamento básico, bem como a comprovação da existência de um cuidador responsável e capaz, uma vez que o paciente apresenta quadro clínico complexo e precisa de ajuda em tempo integral.

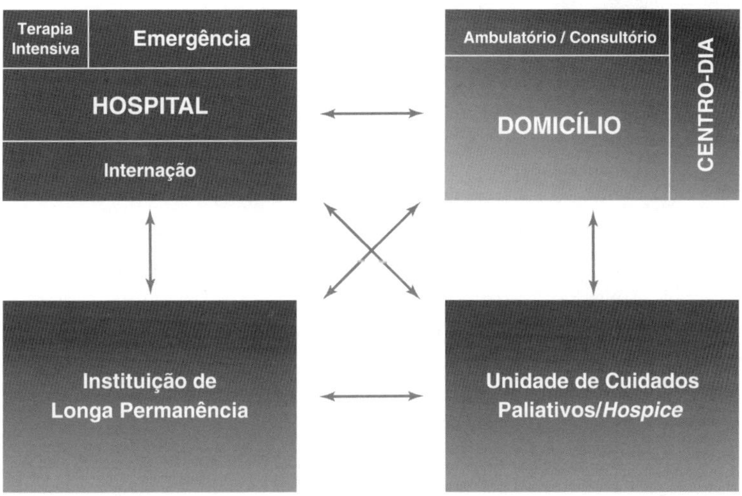

FIGURA 4 Ambientes em que podem ser oferecidos cuidados paliativos.
Fonte: Manual de Cuidados Paliativos da Sociedade Brasileira de Geriatria e Gerontologia.[2]

CUIDADOS PALIATIVOS NO BRASIL

No Brasil, ainda são muito incipientes o conhecimento e os serviços de cuidados paliativos. Existem poucos serviços especializados no país e muito preconceito e desconhecimento, tanto por parte dos profissionais da saúde quanto de gestores e da população em geral. Ainda se associam cuidados paliativos à eutanásia e ao uso abusivo de opioides (medicação analgésica para dor, como morfina), pensamento totalmente equivocado.

Os profissionais de saúde no Brasil saem da graduação sem saber lidar com pacientes portadores de doenças terminais, assim como não aprendem a avaliar e a manejar adequadamente os sintomas. A medicina paliativa ainda não é reconhecida no país como uma especialidade médica, apenas como área de atuação.

Faz-se necessária uma maior conscientização da população, dos profissionais de saúde e dos gestores sobre os cuidados paliativos (Figura 5).

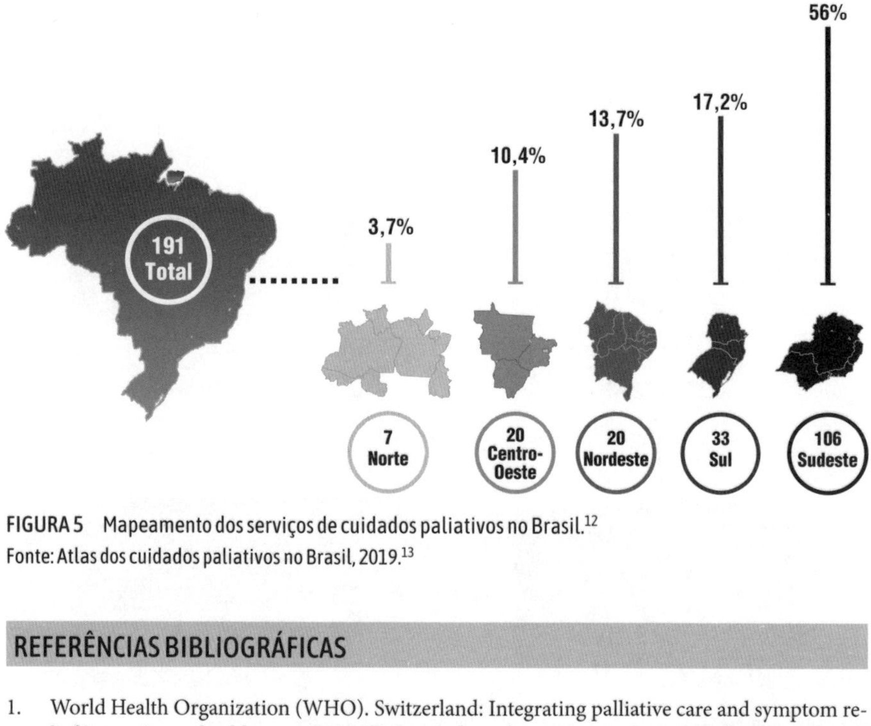

FIGURA 5 Mapeamento dos serviços de cuidados paliativos no Brasil.[12]
Fonte: Atlas dos cuidados paliativos no Brasil, 2019.[13]

REFERÊNCIAS BIBLIOGRÁFICAS

1. World Health Organization (WHO). Switzerland: Integrating palliative care and symptom relief into primary health care; c2018. Disponível em: https://apps.who.int/iris/bitstream/handle/10665/274559/9789241514477-eng.pdf?se; acessado em: 6 de setembro de 2020.
2. Vamos falar de Cuidados Paliativos. Manual da Sociedade Brasileira de Geriatria e Gerontologia (SBGG). Brasil: SBGG; 2015.
3. Maciel MGS. Definições e princípios. In: __________. Cuidado paliativo. São Paulo: Cremesp; 2008. pp.19-21.
4. Carvalho RT, Parsons HA (orgs.). Manual de Cuidados Paliativos. 2.ed. São Paulo: Academia Nacional de Cuidados Paliativos (ANCP); 2012. pp.26-9.
5. Okon TR. Overview of comprehensive patient assessment in palliative care. 2020. UptoDate. Disponível em: https://www.uptodate.com/contents/overview-of-comprehensive-patient-assessment-in-palliative-care?source=history_widget; acessado em: 15 de julho de 2020.
6. Bifulco VA, Caponero R. Cuidados paliativos: um olhar sobre as práticas e as necessidades atuais. 1.ed. Barueri: Manole; 2018. pp.23-34.
7. Lickiss JN, Turner KS, Pollock ML. The interdisciplinar team. In: Doyle D, Hanks G, Cherny N, Calman K. Oxford textbook of palliative medicine. 3.ed. Oxford: Oxford University Press; 2005. Chap. 25. pp.42-6.

8. Kissane DW, Hempton C. Conducting a family meeting. In: Kissane DW, Bultz BD, Butow PN, Bylund CL, Noble S, Wilkinson S (eds.). Oxford Textbook of Communication in Oncology and Palliative Care. 2.ed. Oxford University Press; 2017. pp.109-17.
9. Singer AE, Ash T, Ochotorena C, Lorenz KA, Chong K, Shreve ST et al. A systematic review of family meeting tools in palliative and intensive care settings. Am J Hosp Palliat Care. 2016; 33(8):797-806.
10. Powazki RD, Walsh D. The Family conference in palliative medicine: a practical approach. Am J Hosp Palliat Care. 2014; 31(6):678-84.
11. Glajchen M, Goehring A. The Family meeting in palliative care: role of the oncology nurse. Seminars in oncologynursing. 2017; 33(5):489-97.
12. Santos AFJ, Ferreira EAL, Guirro UBP. Messa L (org.). Piovezan S (coord.). Atlas dos cuidados paliativos no Brasil 2019. 1.ed. São Paulo: ANCP; 2020.

CAPÍTULO 2

A psico-oncologia

Elisa Maria Parahyba Campos

"We are not ourselves when nature, being oppressed, commands the mind to suffer with the body."

WILLIAM SHAKESPEARE, KING LEAR

INTRODUÇÃO

Aproximadamente há quatro décadas o psicólogo vem sendo solicitado a fazer parte de equipes multidisciplinares, para atuação em hospitais e outras unidades promotoras de saúde. No entanto, só recentemente os cursos de graduação responsáveis pela formação profissional em psicologia passaram a voltar maior atenção a um fenômeno que vem ocorrendo em relação às áreas de atuação do psicólogo. É o advento de um processo de maior atenção à saúde, de criação de novas políticas de promoção de saúde e, portanto, da necessidade de profissionais com formação adequada para atuar nessa área.

Quando a psicologia foi constituída como profissão, a Lei n. 4119[1] especificava que "Constitui função do psicólogo a utilização de métodos e técnicas psicológicas com os seguintes objetivos:

- diagnóstico psicológico;
- orientação e seleção profissional;
- orientação psicopedagógica;
- solução de problemas de ajustamento."

Ou seja, esses objetivos não levavam em conta algumas atividades que atualmente vêm sendo desenvolvidas pelos profissionais de psicologia, como as realizadas em instituições de saúde, por exemplo, Unidade Básica de Saúde (UBS), Centro de Atenção Psicossocial (CAPS) e hospitais.

O contexto da instituição de saúde é completamente diferente daquele que até hoje foi o *locus operandi* do psicólogo. Da mesma forma, a intervenção psicológica teve que passar por diferentes adaptações para poder corresponder àquilo que dela se esperava.

O psicólogo da área de saúde é uma realidade atualmente, embora no Brasil os cursos de psicologia da saúde só existam em nível de pós-graduação e sejam oferecidos por poucas instituições.

De acordo com Spink (2003),[2] atuar na instituição de saúde muitas vezes coloca o profissional em contato com questões que vão além da subjetividade individual, criando uma interface entre a psicologia clínica e a psicologia social. Essa autora coloca a psicologia da saúde como área da psicologia social. Embora não concordemos inteiramente com essa colocação, sem dúvida as instituições de saúde levarão o psicólogo a estar em face de problemas mais de ordem social do que propriamente psicológicos. Nas casas de apoio, por exemplo, onde crianças portadoras de câncer são recebidas para aguardar intervenções médicas realizadas em hospitais, e nas quais um familiar que acompanha a criança deve conviver com os familiares das outras crianças, surgem questões que, na maioria das vezes, requerem uma visão e uma compreensão social dos fatos mais do que exatamente abordagens psicológicas dos problemas.

Campos et al. (2007),[3] em trabalho realizado em casa de apoio, utilizaram a técnica de grupo para resolver uma situação surgida no cotidiano das mães das crianças que abandonaram suas tarefas em casa – e, inclusive, em relação aos próprios filhos – em decorrência de problemas emocionais, mas que eram consequência do seu afastamento de casa para acompanharem os filhos nos tratamentos.

Essa é apenas uma das situações que o profissional de psicologia enfrenta quando deixa a atividade privada e segue para a instituição de saúde. O que se observa na prática é que qualquer intervenção, com uma pessoa acometida por alguma enfermidade que atinge seu corpo, requer do profissional de psicologia uma postura diferente daquela adotada no atendimento a pacientes sem doenças orgânicas.

A doença coloca o indivíduo em um estado de regressão que é maior quanto mais grave for o mal. O atendimento a pacientes portadores de câncer, seus familiares e equipes de saúde reveste-se de um caráter específico que só aparece no atendimento a esse tipo de doente.

A primeira característica a ser apontada é a extrema fragilidade na qual, em geral, os pacientes se encontram, a partir de um diagnóstico de neoplasia maligna. Ao mesmo tempo, o que se observa na maioria dos casos é a desestruturação da família, mesmo que momentaneamente, o que cria situações complexas a serem abordadas pelo profissional de psicologia.

Outro aspecto presente nos casos de portadores de câncer é a possibilidade de morte que isso representa. Mesmo que em alguns casos essa possibilidade seja remota, em função de desinformação, crenças e mitos que cercam o câncer, a morte é sempre um aspecto que permeia a realidade e as fantasias do paciente e seus familiares.

Além do paciente e de seus familiares, as equipes de saúde que atendem pacientes portadores de câncer têm se revelado pacientes em potencial. O estresse provocado pelo contato diário com a angústia, a dor e o sofrimento dos pacientes coloca os profissionais em um estado de alerta constante, que termina por desencadear uma série de sentimentos que podem afetar o equilíbrio emocional da equipe, trazendo prejuízos consideráveis. O cuidado com o cuidador é hoje uma realidade, merecendo a atenção de diferentes áreas de profissionais de saúde.

Este capítulo tem como objetivo apresentar a psico-oncologia como uma área relativamente nova, que oferece possibilidade de atuação para a psicologia em diferentes níveis. A proposta dessa área é estudar e prestar atendimento aos pacientes portadores de câncer, seus familiares e equipes de cuidadores, no que diz respeito às questões emocionais decorrentes dos processos de adoecer por câncer. Diferentes problemas psicológicos surgem ao longo da doença, a partir de seu diagnóstico até a resolução desta, que pode vir com a sua remissão ou com a morte do paciente.

Os primeiros estudiosos dos aspectos emocionais que surgem nos pacientes portadores de câncer, como Le Shan[4] e Simonton,[5] iniciaram diversos tipos de pesquisa em que tentavam demonstrar a importância dos estados psicológicos dos pacientes no desenvolvimento da doença.

A partir da aceitação desse fato, visão esta aceita por muitos, mas não por todos os médicos, um espaço novo se criou, o espaço para o emocional, para os aspectos psicológicos na promoção de saúde. Ou seja, tanto no diagnóstico como no tratamento, no prognóstico e na prevenção a emoção terá sua importância e deve ser sempre levada em conta.

A psico-oncologia trata desse espaço, dessa instância na oncologia.

Na Antiguidade, Hipócrates propunha uma medicina voltada para o ser humano como um todo, em que mente e corpo funcionariam harmonicamente, propiciando o bem-estar e a saúde. Para ele, o rompimento dessa harmonia era o que fazia com que ocorresse a doença, em qualquer das suas manifestações. Naquele tempo se estudava o que seriam os "humores", e os estados de humor poderiam ser responsabilizados pela quebra do equilíbrio entre corpo e mente.

A contrapartida dessa visão, na atualidade, é a psiconeuroimunologia, área que tem como um de seus objetivos as alterações do sistema imunológico em função de estados emocionais, por exemplo, as depressões.[6]

A psico-oncologia nasce influenciada por diversos fatores relacionados ao desenvolvimento das ciências, mas não deixa de ser uma necessidade que responde a uma demanda dos últimos anos, quando o câncer não para de atingir, cada vez mais, um número maior de pessoas, levando as pesquisas a descobertas intrigantes que muitas vezes não explicam o surgimento da doença.

O CÂNCER

Galeno (130-200) d.C. foi quem construiu a primeira classificação dos tumores. Cabe ainda ressaltar que foi Galeno quem associou estados melancólicos em mulheres com o surgimento de formações tumorais.

Segundo Coelho (1998),[7] o câncer tem sua origem coincidente com a história do próprio homem e é uma doença relacionada aos seus hábitos, cultura e fatores ambientais. Segundo esse autor, o primeiro a descrever a palavra "*carcinos*" e a definir o câncer como uma doença de mau prognóstico foi Hipócrates, em 500 a.C. Ou seja, o câncer sempre existiu na humanidade, não sendo uma doença nova.

Na verdade, mais de 200 doenças agrupam-se dentro da categoria que é denominada como câncer. Sua etiologia é complexa, sendo descrita como uma doença multifatorial e que surge a partir da mutação no código genético de apenas uma célula, que por sua vez se multiplica, dando origem a outras células anômalas que se agrupam, gerando aquilo que será a massa tumoral.

Servan-Schreiber (2008, p.43),[8] em trabalho autobiográfico após um câncer de cérebro, faz uma definição literária, mas verdadeira, do processo de instalação de um câncer em um organismo:

> Tomado pelo câncer, o organismo vive uma guerra total. As células cancerosas se comportam como bandos armados sem fé nem lei, liberados das imposições da vida em sociedade que caracterizam um organismo em boa saúde. Com seus genes anormais, elas escapam aos mecanismos de regulação dos tecidos. Perdem, por exemplo, a obrigação de morrer depois de um certo número de divisões, tornando-se, portanto, "imortais". Fazem como se não escutassem os sinais dos tecidos circundantes que, alarmados pela falta de espaço, lhe pedem incessantemente que parem de se multiplicar. Pior, estes se intoxicam pelas substâncias particulares secretadas pelas células cancerosas. Esses venenos criam uma inflamação local que estimula ainda mais sua expansão em detrimento dos territórios vizinhos. Finalmente, como um exército em campanha que precisa assegurar seu abastecimento, as células cancerosas requisitam os vasos sanguíneos das proximidades e os obrigam a proliferar a fim de fornecer o oxigênio e os nutrientes indispensáveis ao crescimento do que vai rapidamente se tornar um tumor.

O câncer é uma das doenças mais comuns em todo o mundo. Dados fornecidos pela Organização Mundial da Saúde (OMS) informam que 15 milhões de pessoas são diagnosticadas como novos casos de câncer anualmente; destas, 8 milhões irão morrer em consequência da doença.[9]

Cervi et al. (2005),[10] estudando a mortalidade por neoplasia no Brasil, demonstraram que esta aumenta ao longo da série temporal (1980-2000), podendo vir a se tornar a principal causa de morte.

Embora não leve necessariamente à morte, o câncer é a segunda causa de morte no Brasil, perdendo apenas para as doenças cardiorrespiratórias.

Para se diagnosticar um câncer, dizer que um tumor é maligno não é o suficiente. É preciso dizer qual o tipo de agressividade deste, isto é, o grau de invasibilidade que ele pode ter em relação aos tecidos vizinhos.

Esses tumores têm a característica de criar uma rede de vasos sanguíneos à sua volta para que possam ser alimentados; a este quadro dá-se o nome de angiogênese e pode ocorrer em outras situações clínicas. Uma das possibilidades de tratamento do câncer, atualmente, é impedir ou paralisar a criação dessa rede de vasos para que o tumor não tenha do que ou como se alimentar.

Os tumores malignos têm ainda a característica de criar um novo tumor, constituído a partir de uma célula que tenha se desprendido do tumor denominado "primário" através da circulação. Um tumor primário pode originar diversas metástases na medida em que não for adotado um determinado tipo de tratamento que possa tentar impedir o seu surgimento.

O câncer não é uma doença de fácil diagnóstico. Além de uma anamnese bem-feita pelo médico, bem como um exame clínico cuidadoso, exames complementares são necessários, pois podem confirmar o diagnóstico além de dar as características do tumor, como sua agressividade e estádio.

Como vemos, adentrar um hospital e participar das questões de saúde, como no caso do câncer, requer uma formação complementar para o profissional de psicologia, além de uma reflexão de ordem social, uma vez que colocado face a uma realidade dolorosa que desafia o poder público no sentido de encontrar as soluções possíveis para uma situação que exige uma rede de atendimento à população que, infelizmente, ainda não foi possível atingir. O câncer é considerado, na atualidade, um problema de saúde pública no Brasil, e muitas vezes esse quadro pode ser considerado mais um problema social e não só médico.

A psico-oncologia vem discutindo essas questões em seus cursos de formação, uma vez que o profissional dessa área deve estar a par do contexto político-social que envolve o câncer.

Atualmente, são inúmeras as formas de se lutar contra um câncer, mas os tratamentos são em geral invasivos, com efeitos colaterais dolorosos e desconfortáveis para os pacientes, levando a manifestações de comportamentos que merecem a atenção de profissionais da psiquiatria e da psicologia.

É só a partir dos movimentos de humanização do atendimento do paciente de câncer, da evolução da psicologia e da entrada do psicólogo nas instituições de saúde que os aspectos emocionais do paciente passaram a ser considerados como uma faceta importante a ser cuidada.

A PSICO-ONCOLOGIA

Diferentes fatos criaram um campo fértil para o surgimento da psico-oncologia como campo estruturado de um saber. Entre os muitos fatos que podem ocorrer ao longo do desenvolvimento de uma nova área, no caso da psico-oncologia, podemos citar o desenvolvimento da psicologia, da psiquiatria e da medicina.

Há aproximadamente 40 anos, essa área produziu um modelo no qual o domínio psicológico foi integrado como uma subespecialidade da oncologia por sua criadora Jimmie Holland.[11] No Brasil, a psico-oncologia é definida por Gimenes (1994)[12] como uma interface entre a psicologia e a oncologia.

Se, em um passado recente, o câncer era cercado de mitos e crenças e ainda estigmatizava o seu portador, essa situação foi substituída por conhecimento e instrumentos de enfrentamento, tais como os tratamentos, as cirurgias, os grupos de autoajuda, suporte psicossocial etc. Foi a partir desses fatos que tornou-se possível o estudo dos comportamentos psicológicos associados ao câncer.

Um dos grandes méritos da psico-oncologia foi agregar diferentes profissionais ligados à promoção de saúde, emergentes das ciências médicas, criando aquilo que hoje conhecemos como psico-oncologia.

O surgimento da medicina psicossomática em meados do séc. XX, o desenvolvimento das técnicas cirúrgicas, os estudos da psiconeuroimunologia e da interconsulta psiquiátrica foram alavancas preciosas para o surgimento desse novo campo voltado para os cuidados com o paciente de câncer e seu familiar.

Segundo Holland (2002),[13] com a fundação do Memorial Sloan-Kettering Cancer Center, em 1880, tem início um trabalho que objetivava desenvolver estudos voltados para a descoberta de maneiras de lutar contra o câncer. De acordo com essa autora, a partir de 1948 relatos de remissões em câncer têm início, criando mais esperança em pacientes, familiares e equipes médicas. O imenso pessimismo que cercava o diagnóstico de câncer foi diminuindo, e aquilo que antes poderia ser fatal passou a ser uma doença a ser enfrentada e não ocultada.

Se até então o portador de câncer era tratado por clínicos gerais e oncologistas, a criação da interconsulta psiquiátrica revelou a necessidade de uma abordagem global do paciente, em que, além da medicação, a figura do psicólogo era solicitada para ajudar a tratar de sintomas de angústia, depressão e ansiedade, entre outros. O apoio da psicologia aos familiares foi fundamental ao longo do desenvolvimento da psico-oncologia, uma vez que muitas vezes a família do paciente passa por momentos de desestruturação como consequência de falta de informação e apoio em diferentes fases da doença.

Se quisermos datar formalmente o início da psico-oncologia, podemos nos reportar às palavras de Holland (2002, p.213):[13] "*beginnings of psychoonchology date to the mid-1970*", em artigo publicado com a finalidade de divulgar o início de um movimento que passou a mudar as atitudes e os conceitos a respeito do câncer.

Na verdade, a psico-oncologia procura dar aos profissionais de saúde em geral, às famílias envolvidas e à comunidade como um todo uma nova visão sobre o câncer, uma possibilidade de compreensão do processo de adoecer, como consequência de fatores biopsicossociais, e propõe ainda a possibilidade de uma maior compreensão das respostas psicológicas ao adoecimento, aos tratamentos e, posteriormente, à reabilitação e à sobrevivência.

Diferentes pesquisas foram realizadas no sentido de avaliar a frequência das depressões em câncer, além de outras relatando as respostas a intervenções psicofarmacológicas e psicossociais. A partir desses trabalhos foi possível iniciar alguns tipos de ensinamentos aos estudantes de medicina, especificamente os que se dedicam à oncologia, no sentido de colocá-los a par dos resultados encontrados.[13] Atualmente, já existe um currículo de psico-oncologia que é utilizado em cursos de especialização em diferentes partes do mundo. Esses cursos estão abertos a profissionais de diferentes áreas que desejam conhecer melhor o que seria a psico-oncologia, uma vez que em suas áreas de origem focalizam os aspectos psicológicos das doenças.

O Brasil, a partir de encontros sobre psico-oncologia realizados em 1989, que posteriormente transformaram-se em congressos, passou a estudar a psico-oncologia, criando uma definição da área. De acordo com Gimenes (1994, p.46):[12]

> A Psico-oncologia representa a área de interface entre a Psicologia e a Oncologia e utiliza o conhecimento educacional, profissional e metodológico proveniente da Psicologia da Saúde para aplicá-lo:
>
> 1º Na Assistência ao paciente oncológico, à sua família e aos profissionais de Saúde envolvidos com a prevenção, o tratamento, a reabilitação e a fase terminal da doença.
>
> 2º Na pesquisa e no estudo de variáveis psicológicas e sociais relevantes para a compreensão da incidência da recuperação e do tempo de sobrevida após o diagnóstico de câncer.

3º Na organização de serviços oncológicos que visem ao atendimento integral do paciente (físico e psicológico), enfatizando de modo especial a formação e o aprimoramento dos profissionais de saúde envolvidos nas diferentes etapas do tratamento.

Atualmente, existe a Sociedade Brasileira de Psico-oncologia,[14] que congrega profissionais ligados à área, oferecendo cursos, assistência e treinamento a profissionais que trabalham com câncer.

AS POSSIBILIDADES DE INTERVENÇÃO

As intervenções em psico-oncologia não diferem, em seus objetivos, das intervenções psicológicas em geral, em que o objetivo principal é o bem-estar do paciente. O que diferencia o profissional dessa área é que, para prestar assistência a um paciente portador de câncer ou a seus familiares, ele deve dominar alguns aspectos não exigidos necessariamente em outros tipos de atendimento.

A principal exigência a ser cumprida diz respeito ao conhecimento em relação ao câncer e aos tratamentos relacionados à doença. É importante frisar que não estamos falando de um domínio do discurso médico, do oncologista em particular, mas, sem dúvida, um conhecimento básico da doença, de seu desenvolvimento, de sua etiologia e de seus tratamentos.

Entre as diversas possibilidades de intervenção, podemos destacar a importância do atendimento ao paciente, os "*real experts*", de acordo com Holland e Rowland (1990).[11] Os pacientes são os nossos melhores professores em relação a como lidar com eles.

Qualquer atendimento ao paciente portador de câncer deve ser voltado para técnicas integrativas, reconstrutivas e de suporte. Esse tipo de paciente passa por uma perda de suas certezas, o que leva a sentimentos de medo, ansiedade, tristeza e culpa.[15] Após o diagnóstico de um câncer, inevitavelmente, a pessoa passa a lidar com a possibilidade de sua morte, ainda que isso não venha a ocorrer necessariamente.

Além do paciente, lembramos que a família deverá ser atendida, dentro do possível e dependendo da instituição pela qual o paciente é cuidado.

A importância de relações afetivas tem sido amplamente comprovada em todas as doenças e, em especial, no câncer. Qualquer tipo de doença afetará sempre a família de seu portador, pois quando um indivíduo adoece a família sofre, muitas vezes, um desequilíbrio em sua estrutura.

Se entendemos a família como um sistema, no qual os diferentes componentes são afetados sempre que alguma coisa atinge um de seus membros, podemos alcançar a importância desse tipo de atendimento. O que observamos no cotidiano da clínica é que famílias estruturadas, antes do surgimento da doença em um de seus membros, adaptam-se à nova situação com mais rapidez e de maneira mais eficaz do que famílias que anteriormente já eram desestruturadas.

Nas diferentes etapas da doença, o profissional de psico-oncologia deve estar atento aos movimentos dos familiares, prestando um atendimento anteriormente estabelecido por um contrato, ou de acordo com o surgimento da necessidade deste.

Além desses tipos de intervenção, existem as intervenções em grupo, o atendimento a crianças portadoras de câncer, em que a família passa por momentos dolorosos, em geral mais complexos do que quando o paciente é um adulto ou um idoso, o atendimento a pacientes em fase terminal e o atendimento a equipes de saúde que atendem pacientes de câncer.

CONSIDERAÇÕES FINAIS

Levantamos uma questão que não é apenas preocupação da psicologia, mas da medicina e de outras áreas ligadas à promoção de saúde: qual será a causa do crescimento do número de casos de câncer?

No Brasil, o câncer é a segunda causa de morte e chega a matar 130 mil pessoas por ano. De acordo com o Instituto Nacional de Câncer (Inca), quase 500 mil novos casos surgem, principalmente, sob a forma de câncer de próstata e pulmão nos homens, e mama e colo uterino nas mulheres.

Embora não tenhamos uma resposta para esse crescimento, o que podemos fazer é aprender a lidar com a doença, ajudando seus portadores e familiares a enfrentá-la da forma possível.

Cabe à psico-oncologia o cuidado com os aspectos de natureza psicológica desencadeados pela doença e seus tratamentos. Na verdade, a cada tratamento correspondem comportamentos e sentimentos distintos, que atualmente são estudados e acompanhados por essa área. É importante lembrar que não só cada tratamento produz uma reação diferente, como também as diferenças pessoais podem gerar distintas formas de lidar com a doença e como enfrentá-la.

Se os pesquisadores não podem nos levar ainda à descoberta de uma cura para o câncer, é importante que as pesquisas continuem, para que possamos desenvolver ferramentas e modelos de intervenção que auxiliem os pacientes a lidar com o câncer, com menor sofrimento psíquico.

Como dissemos anteriormente, nosso objetivo é o bem-estar, a reabilitação e, se possível, a ajuda na remissão da doença.

REFERÊNCIAS BIBLIOGRÁFICAS

1. Câmara dos Deputados. Lei n.4.119: Dispõe sobre os cursos de formação em psicologia e regulamenta a profissão de psicólogo. 1962. Disponível em: https://transparencia.cfp.org.

br/wp-content/uploads/sites/15/2016/12/Lei-4119_1962.pdf; acessado em: 4 de outubro de 2021.

2. Spink M. Psicologia social e saúde: práticas, saberes e sentidos. Petrópolis: Vozes; 2003.
3. Campos EMP, Rodrigues AL, Machado P, Alvarez M. Intervenção com mães em casa de apoio. Psicol estud. 2007;12(3):635-40.
4. Le Shan L. Brigando pela vida. São Paulo: Summus; 1994.
5. Simonton OC, Simonton SM, Creighton J. Com a vida de novo: uma abordagem de autoajuda para pacientes com câncer. São Paulo: Summus; 1987.
6. Ader R, Cohen N, Felten D. Psychoneuroimmunology: interactions between the nervous system and the immune system. The Lancet. 1995;345:99-102.
7. Coelho FRG. O controle do câncer. In: Brentani MM, Coelho FRG, Iyeyasu H, Kowalski LP (orgs.). Bases da Oncologia. São Paulo: Lemar; 1998. pp.1-22.
8. Servan-Schreiber D. Anticâncer. Rio de Janeiro: Objetiva; 2008.
9. Porcelli P, Sonino N. Pyschological Factors Affecting Medical Conditions. Switzerland: Basel; 2007.
10. Cervi A, Hermsdorf HHM, Ribeiro RCL. Tendência da mortalidade por doenças neoplásicas em 10 capitais brasileiras, de 1980 a 2000. Rev Bras Epidemiol. 2005;8(4):407-18.
11. Holland JC, Rowland JH. Handbook of Psychooncology: Psychological Care of the patient with cancer. New York: Oxford University Press; 1990.
12. Gimenes MGG. O que é Psiconcologia. In: Carvalho MM (org.). Introdução à Psiconcologia. Campinas: Editorial Psy II; 1994. pp.35-56.
13. Holland JC. History of psycho-oncology: Overcoming attitudinal and conceptual barriers. Psychosomatic Medicine. 2002;64(2):206-21.
14. Sociedade Brasileira de Psico-oncologia. Disponível em: https://sbpo.org.br/sobre/; acessado em: 4 de outubro de 2021.
15. Grassi L, Biancosino B, Marmai L, Rossi E, Sabato S. Psychological Factors Affecting Oncology Conditions. In: Porcelli P, Sonino N (orgs.). Psychological Factors Affecting Medical Conditions. Basel: Karger; 2007. pp.57-71.

CAPÍTULO 3

Comunicação: eixo orientador do cuidado

Rebecca Holanda Arrais
Elisa Maria Parahyba Campos

INTRODUÇÃO: COMUNICAÇÃO EM CUIDADOS PALIATIVOS

Ao abordar o assunto da comunicação em cuidados paliativos pode-se dar a falsa impressão de que o que estaria em jogo seria simplesmente a emissão ou não de informações sobre diagnóstico, prognóstico e tratamentos na presença dos pacientes. O processo de comunicação é, entretanto, bem mais complexo.

Os primeiros modelos de comunicação, na primeira metade do século XX, surgem justamente da constatação da possível divergência entre aquilo que o emissor de determinada mensagem pretende comunicar e o que efetivamente chega ao receptor. Já então são incorporadas as noções de ruído – como aquilo que pode prejudicar a boa compreensão da mensagem – e de código – no qual é enviada a mensagem e que precisa ser comum ao emissor e ao receptor. Desde então, passa-se de formulações iniciais mais lineares e exatas a concepções contemporâneas mais dialógicas e que incluem também considerações sobre mediadores do processo comunicativo, aspectos culturais e relações de poder.[1]

No contexto da saúde, divergências de compreensões podem ter sua explicação a partir de diversos pontos. A diferença de níveis instrucionais entre profissionais e pacientes e o uso de linguagem técnica especializada pelos primeiros são, talvez, os elementos envolvidos mais facilmente identificáveis. Aquilo que para o especialista é um termo cotidiano, para o agricultor que, por exemplo, não teve acesso à educação formal é tão incompreensível como se houvesse sido pronunciado em outro idioma. As diferenças de significados atribuídos a determinados termos ultrapassam, entretanto, a dimensão da compreensão formal de seu significado. Somam-se a isso as diferenças de significados e afetos relacionados a determinadas palavras a partir da experiência de vida de cada sujeito. A superação dessa barreira exige que se esteja atento não somente ao que se diz, mas também ao que o outro compreendeu e como isso o impactou emocionalmente. Uma boa comunicação, por outro lado, tem se mostrado como elemento fundamental da assistência prestada em cuidados paliativos, e diversos estudos têm corroborado seus benefícios, apresentados a seguir (Quadro 1).

QUADRO 1 Benefícios de uma boa comunicação em cuidados paliativos

- Melhora a assistência prestada
- Aumenta a satisfação de pacientes, familiares e profissionais
- Melhora o relacionamento entre equipe, paciente e família
- Favorece o planejamento e adesão aos tratamentos
- Contribui para a qualidade de vida
- Evita intervenções agressivas desnecessárias
- Auxilia no reconhecimento da condição de terminalidade e no aumento de escolhas voltadas ao bem-estar em oposição a medidas intensivas de prolongamento de vida
- Facilita a elaboração do luto pelos familiares

Fonte: elaborada pelas autoras com base nas informações apresentadas em: Arrais, 2018.[8]

Em resposta ao exposto, observa-se há algumas décadas o fortalecimento de recomendações pela adoção de comunicação aberta e adequada às necessidades de informação apresentadas por cada paciente.[2] Continuam existindo, entretanto, diferenças nas práticas majoritárias entre países e grupos culturais, sendo o Brasil um dos locais em que a difusão dessa perspectiva ainda encontra dificuldades.[3]

Campos[4] relaciona o processo de mudança nos padrões de comunicação com o trabalho de Kluber Ross, forte defensora de uma perspectiva mais aberta de comunicação sobre a morte e com importante papel no desenvolvimento dos cuidados paliativos nos Estados Unidos e no mundo. A relação entre os cuidados paliativos e o desenvolvimento de modalidades de comunicação mais abertas se mantém até o presente, o que pode ser visto, por exemplo, nas metas apresentadas pela Academia Nacional de Cuidados Paliativos (ANCP)[5] para a comunicação ao final da vida: conhecer os problemas, anseios, temores e expectativas do paciente; facilitar o controle de sintomas; melhorar a autoestima do paciente; oferecer informações verdadeiras, de modo delicado e progressivo, de acordo com as necessidades do paciente; identificar o que pode aumentar o bem-estar do paciente; conhecer seus valores culturais, espirituais e oferecer medidas de apoio; respeitar/reforçar a autonomia; tornar mais direta e interativa a relação profissional de saúde-paciente; melhorar as relações com os entes queridos; detectar necessidades da família; dar tempo e oferecer oportunidades para a resolução de assuntos pendentes (despedidas, agradecimentos, reconciliações); fazer com que o paciente se sinta cuidado e acompanhado até o final; diminuir incertezas; auxiliar o paciente no bom enfrentamento e vivência do processo de morrer.

Nesse sentido, os cuidados oferecidos, visando à qualidade de vida e manutenção da dignidade, devem ser baseados no princípio da autonomia por meio do consentimento informado, possibilitando que o paciente tome suas próprias decisões. Uma comunicação acerca do diagnóstico e tratamento, individualizada e adequada a cada paciente, apresenta-se como fundamental para que a autonomia se desenvolva, pois é necessário que este seja capaz, tanto de compreender as diversas possibilidades de tratamento como de expressar suas vontades e tê-las respeitadas.

A comunicação em saúde relaciona-se, assim, com o exercício da autonomia. Este passa a ser um conceito mais presente na ética médica a partir da década de 1960, em oposição à ética hipocrática clássica de cunho mais paternalista. Reflexões contemporâneas em bioética propõem quatro princípios como fundamentos das decisões éticas, seja em pesquisa, seja na prática da assistência à saúde: autonomia, justiça, beneficência e não maleficência.[6] Sendo assim, a autonomia constitui-se não apenas em direito do paciente, como também em princípio que deveria nortear a própria prestação de cuidados profissionais nas mais diversas áreas da saúde. No dia a dia dos serviços e procedimentos, o que muitas vezes se vê, contudo, é a redução do direito à autonomia, ao preenchimento de termos de "consentimento livre e esclarecido", o que corresponderia mais ao cumprimento de um dever jurídico do que ao seguimento de um princípio ético. É por meio da comunicação, dessa troca de informações e perspectivas, que pacientes, familiares e profissionais poderão encontrar um eixo de orientação dos cuidados e trabalhar no sentido de manter efetivamente a autonomia daquele que enfrenta uma doença ameaçadora da vida.

O PACIENTE

Como consequência de limitações na comunicação, observa-se uma maior dificuldade para a elaboração psicológica do diagnóstico e das vivências de adoecimento pelos pacientes que não possuem informações adequadas sobre seu estado de saúde. Evitar falar sobre determinado tema não o torna menos real para o paciente, apenas pode contribuir para dificultar o acesso da consciência a ele. Impedir que se tome consciência de assuntos que carregam forte carga emocional está longe de constituir-se em recomendação terapêutica e pode estar associado ao surgimento de uma série de transtornos psicológicos. Isso também não significa que toda informação passada ao paciente será prontamente elaborada por este ou mesmo que todos precisem saber de seu diagnóstico.

A comunicação satisfatória precisa ser definida considerando as particularidades e o contexto de cada pessoa, incluindo-se aspectos que não são conscientes para o próprio paciente. Se a comunicação de um diagnóstico pode passar uma "má notícia" de difícil elaboração, o não acesso do paciente ao que se sabe sobre seu estado de saúde não o retira da vivência direta de transformações em seu corpo e rotina, que também terão que ser elaboradas psiquicamente. Nesse sentido, a comunicação atua, enquanto mediadora, facilitando ou dificultando a elaboração das mudanças vividas pelo paciente,[7] conforme pode ser observado no esquema apresentado na Figura 1.

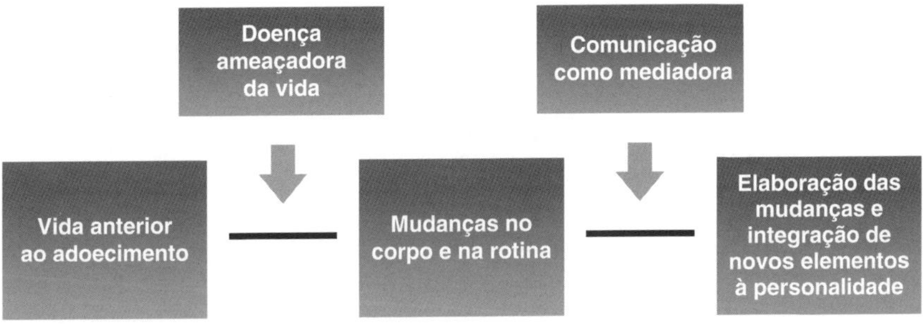

FIGURA 1 Esquema apresentando a comunicação enquanto mediadora da elaboração de mudanças provocadas pelo adoecimento.
Fonte: elaborada pelas autoras.

Estudos também constataram, já há algumas décadas, que o acesso a informações sobre diagnóstico e prognóstico é um desejo da maioria dos pacientes e, desde então, pesquisas vêm confirmando esse achado em diversos países, como: Escócia, Portugal, Reino Unido, Canadá e Coreia.[8] Essa realidade é presente também no Brasil, onde um estudo publicado em 2004[9] identificou que entre 92,6 (mulheres) e 96,1% (homens) dos pacientes participantes desejariam ser informados no caso de um diagnóstico de câncer, e outro posterior[10] encontrou taxas muito próximas (92%) ao investigar o desejo de pacientes por revelação de prognóstico quando não existir possibilidade de cura.

Ainda que a omissão de informações aos pacientes possa ser um problema, cabe ressaltar não ser este o único empecilho para uma comunicação satisfatória. Outra situação central no processo de comunicação é a diferença de significados atribuídos a uma informação pelos diferentes sujeitos envolvidos em um diálogo – profissionais, familiares e paciente. O fato de que se fale com o paciente sobre seu estado de saúde e tratamentos possíveis para sua condição não garante, dessa forma, por si só, a capacidade deste de compreender e integrar essas informações, nem que sua autonomia e escolha sejam preservadas. O processo de comunicação precisa ser gradual e continuado, atentando para os significados que cada palavra ou situação tem em cada caso específico. Esses significados, por sua vez, relacionam-se com a história de vida, vivências e referências anteriores de cada um, fazendo com que uma mesma informação recebida como anúncio trágico por um sujeito possa gerar otimismo em outro.[7]

A FAMÍLIA

No campo específico dos cuidados paliativos encontramos como bem estabelecido o reconhecimento da necessidade de inclusão da família na assistência. Desde a primeira definição da Organização Mundial da Saúde (OMS) para cuidados paliativos se reconhece que o objetivo está voltado para a qualidade de vida, não só de pacientes como também de seus familiares. O próprio familiar valoriza sua presença junto ao paciente, oferece apoio psicológico durante a internação e pode contribuir para os cuidados práticos deste a partir de orientações da equipe.[11]

O cuidador principal desponta, nesse contexto, como o mais sujeito a sobrecarga e estresse. Faz-se, assim, necessária a divisão de tarefas com outros familiares para contornar essa situação, o que nem sempre é uma possibilidade. Os movimentos de retorno ao domicílio e à aproximação do cuidado familiar, apesar de positivos em vários aspectos, aumentam o fardo carregado por esse cuidador e, nesse sentido, o reconhecimento de limites e possibilidades de todos os envolvidos – paciente, família e equipe – é fundamental. Esse reconhecimento permitirá à equipe atuar de forma adequada, não exigindo nem solicitando em excesso ou insuficientemente da família e do paciente. Esse equilíbrio deve ser buscado, visto que cuidar não pode se configurar como uma obrigação, e ser cuidado não deve ser uma tortura.[5]

A comunicação será, então, o meio pelo qual necessidades e possibilidades poderão ser descobertas e articuladas para o benefício de todos os envolvidos. Para a família, ela permite uma vivência mais serena e tranquila do processo de morrer do doente, sem gerar expectativas irrealizáveis.[5] Tendo um papel destacado em todo tratamento, a comunicação adequada com a equipe tem ainda maior importância para os cuidadores de pacientes em cuidados paliativos.[12]

Nesse contexto, a família desempenha com frequência a função de intermediária da comunicação equipe-paciente, tanto no sentido de passar informações aos profissionais sobre o estado do doente como no sentido de filtrar aquilo que será informado a este último. Conforme apresentado no Quadro 2, essa mediação pode ter efeitos tanto positivos quanto negativos.

QUADRO 2 Tipos de mediação exercida pela família e suas consequências

Tipos de mediação	Descrição	Possíveis consequências
Tradutor	O familiar atua explicando aos profissionais expressões idiomáticas utilizadas pelo paciente, ou explicando ao paciente termos técnicos utilizados pelos profissionais	• Contribuir para diminuir falhas de comunicação e superar barreiras linguísticas decorrentes de variações regionais, geracionais ou instrucionais
Porta-voz	O familiar expressa dúvidas e desejos do paciente ou relata sintomas vivenciados por este que não foram expressos durante a consulta por motivos diversos	• Auxiliar com mais informações para o planejamento terapêutico • Auxiliar na expressão da vontade do paciente frente à equipe de saúde, contribuindo para que ela seja considerada e respeitada
Filtro	O familiar controla as informações que passam do paciente para a equipe de saúde e da equipe de saúde para o paciente	• Interferir na autonomia do paciente • Gerar sobrecarga emocional para o familiar por centralizar nele responsabilidades dos profissionais de saúde em relação à condução da comunicação

Fonte: elaborada pelas autoras com base nas informações apresentadas em: Arrais, 2018.[8]

Familiares assumirão gradualmente a responsabilidade legal por decisões quando o paciente passar a apresentar pioras nas funções psicológicas. Constitui-se, assim, uma situação especialmente desafiadora no que se refere ao respeito à autonomia do paciente, marcadamente quando este passa a depender em maior grau dos familiares. Aquilo que pode ser um desejo e fonte de conforto para o doente – por exemplo, morrer no domicílio – por vezes constitui-se em causa de angústia e insegurança para os que o estão acompanhando.[5] Adicionalmente, nem sempre é fácil mostrar aos familiares que o paciente tem o direito de decidir sobre seu tratamento enquanto tiver suas capacidades para tal.

Em culturas latinas, como a nossa, estabelecer uma comunicação mais aberta e adequada aos desejos e necessidades de cada paciente encontra dificuldades no padrão *paternalista*, não só de profissionais como também de familiares.[3] Estes apresentaram maior resistência à comunicação de diagnóstico e prognóstico[10] e, por vezes, maior dificuldade em lidar com prognósticos reservados e com a finitude.[13] Eles, por sua vez, estão sofrendo uma série de consequências psicológicas do adoecimento do paciente, o que se articula de maneira complexa com a comunicação.

Se, por um lado, uma boa comunicação equipe-paciente-família é fator de melhor enfrentamento, por outro lado, o bloqueio de alguns assuntos pode ser uma atitude adotada por famílias justamente na tentativa de fugir, acabando por gerar a conspiração do silêncio.[14] A comunicação é muitas vezes interrompida pelo temor a uma sobrecarga dos diálogos. O silêncio que se instala não auxilia a família no enfrentamento, nem impede que o paciente perceba a progressão do seu adoecimento. Os segredos são mantidos, tanto escondendo como distorcendo informações, para, *na melhor das intenções*, evitar desilusões. Demarca-se, então, a diferença entre o uso da discrição e sensatez no trato com assuntos delicados e a ocultação de informações em condições de serem integradas pela consciência. Segredos de família são os acontecimentos conhecidos por todos, mas sobre os quais não se fala. Segredos e vergonha se retroalimentariam, comprometendo a possibilidade de diferenciação, a qual exigiria que o *eu* pudesse lidar de forma criativa com as questões que se tenta evitar.[15]

Por outro lado, a integração das vivências relacionadas ao adoecimento, ao tratamento e à finitude podem impulsionar o desenvolvimento dos envolvidos. Se na perda de um familiar conseguimos elaborar, além do desligamento de sua presença em nossas vidas, a vivência de morte em nós mesmos, podemos deixar morrer o que em nossa personalidade não nos serve mais, e ter a vivência do renascimento numa forma mais condizente com as necessidades do momento presente.[14] Destaca-se que a comunicação adequada nesse momento, com toda a dificuldade que lhe é inerente, favorece tanto o paciente como sua família. Complementarmente, no reconhecimento das mudanças exigidas pelo avanço da doença, também a comunicação irá variar e a própria fala terá seus limites, sendo, em alguns momentos, substituída pela troca de olhares. A justa medida do ato de falar passará pelo autoconhecimento, para que se possa ir até o outro aberto às suas necessidades.[15]

A EQUIPE DE SAÚDE

Além da ocultação de informações, outra situação observável em relação à comunicação é uma postura radical de "ou se diz, ou não se diz", em detrimento de uma gradação sutil e singularizada de "o que e como vou informar a cada momento". A isso podem-se somar outras dificuldades descritas na literatura para a efetivação de processos comunicativos adequados, como: abordar o assunto do uso de medidas invasivas de prolongamento da vida apenas em momentos já muito próximos à morte do paciente[16] e distribuição desigual do espaço discursivo durante as consultas, com predominância do profissional em relação ao paciente e da perspectiva institucional em relação à perspectiva daquele que recebe cuidados.[17] Vale notar que a revelação ao paciente do diagnóstico de uma doença ameaçadora da vida, como o câncer, foi considerada uma tarefa difícil pelos próprios médicos, que apontaram um grau ainda maior de complexidade para as discussões sobre recidivas, não alcance dos resultados esperados com os tratamentos e fim das opções de intervenção com perspectiva curativa.[2]

Atendendo, então, a critérios de sistematização e buscando orientar profissionais na condução do processo de comunicação, desenvolveram-se protocolos, sendo possivelmente o SPIKES o mais difundido. Este organiza-se como uma estratégia em seis passos, conforme sintetizado no Quadro 3.

QUADRO 3 Etapas do protocolo SPIKES

Etapa	A fazer	A evitar
S – *Setting* Planejando a entrevista	Buscar privacidade; sentar-se; envolver pessoas importantes com o consentimento do paciente; conectar-se com o paciente; lidar com restrições de tempo; revisar seu plano de comunicação	Interrupções; dispersão e foco em outras questões que não o paciente e o processo de comunicação que está ocorrendo no momento
P – *Perception* Avaliando a percepção do paciente	Buscar conhecer a percepção e as expectativas do paciente sobre sua situação; identificar pontos de divergência entre a perspectiva do paciente e a da equipe de saúde; atentar para as expressões utilizadas pelo paciente e seus significados	Pressupor que o paciente saiba determinadas informações, compreenda termos técnicos ou utilize as palavras com o mesmo sentido que os profissionais
I – *Invitation* Obtendo o convite do paciente	Apresentar diferentes possibilidades para a condução da comunicação; investigar o quanto o paciente quer saber/falar; obter um "convite" do paciente para que informações lhe sejam passadas; se o paciente não quiser tocar em determinados assuntos, oferecer-se para falar sobre isso no futuro/com um familiar ou amigo indicado pelo paciente	Que a comunicação sobre diagnóstico e prognóstico seja tratada como uma obrigação e não um direito do paciente
K – *Knowledge* Dando conhecimento e informação	Partir do conhecimento prévio do paciente para oferecer maiores informações; adequar a linguagem à forma de expressão observada no paciente; abordar novos assuntos aos poucos; verificar continuamente como está a compreensão do paciente	Termos técnicos; informações dadas de maneira brusca e fria; o uso de expressões como "Não há nada mais a ser feito"/"Já foi feito tudo que era possível"

continua

QUADRO 3 Etapas do protocolo SPIKES (*continuação*)

Etapa	A fazer	A evitar
E – *Empathy* Abordando as emoções com respostas afetivas	Identificar emoções do paciente; identificar causas ou fontes das emoções; dar tempo para a expressão emocional; expressar reconhecimento e validação da emoção do paciente frente ao assunto tratado	Que expressões de emoção pelo paciente sejam negligenciadas ou reprimidas
S – *Strategy & Summary* Resumindo e elaborando uma estratégia	Resumir os principais pontos tratados; abordar o plano de tratamento; encorajar a participação do paciente e da família no planejamento terapêutico; responder perguntas; redirecionar a esperança para objetivos alcançáveis; marcar o próximo encontro	Plano de tratamento elaborado de forma unidirecional; fortalecimento de expectativas irrealistas; dúvidas não expressas/não abordadas

Fonte: tabela elaborada pelas autoras com base nas informações apresentadas em: Baile et al., 2000.[2]

Vale ressaltar que os protocolos de comunicação cumprem uma função de orientação e divulgação de informações sobre o manejo da comunicação em saúde para profissionais que precisam lidar com essa tarefa diariamente e nem sempre receberam treinamento adequado para tal. Eles se propõem a sintetizar conhecimentos advindos de pesquisas diversas e apresentá-los de maneira estruturada, didática e em linguagem protocolar própria dos meios biomédicos.[2] Se, por um lado, podem com isso contribuir para a melhoria da assistência, propiciando um ponto de partida seguro para o profissional que se vê frente ao desafio de revelar uma má notícia, por outro, correm o risco de sofrer uma incorporação mecânica à rotina, mantendo-se uma comunicação fria e distante como antes. Os protocolos situam-se, dessa maneira, entre o fortalecimento da comunicação, enquanto meio para o respeito à autonomia do paciente, e a reafirmação da exclusão da subjetividade por meio da repetição padronizada.

CONSIDERAÇÕES FINAIS

No caso do adoecimento, o paciente e a família passam a ser confrontados com diversas mudanças. A progressão da doença acaba por trazer uma série de sintomas visíveis para o paciente e para quem convive com ele. As mudanças corporais, quando não são causadas pela própria doença, podem vir como consequência dos tratamentos. Estes, bem como o ambiente hospitalar, são comumente bastante diversos da rotina vivida por paciente e família antes do adoecimento.

Tudo isso se constitui em elementos estranhos ao eu do paciente e com intensa carga afetiva pelo papel central que passam a desempenhar em sua vida. O paciente terá que lidar necessariamente com eles em alguma medida. A tentativa de negar sua realidade, evitando que se fale sobre o assunto e que o paciente tome conhecimento de informações sobre sua saúde, não é efetiva. A gradual integração à consciência das novas vivências e informações relacionadas ao adoecimento e tratamento coloca-se, dessa maneira, como desafio.

A comunicação entre profissionais, pacientes e familiares surge, nesse contexto, como espaço possível para abordar mais diretamente e, assim, trazer à consciência elementos relativos à nova condição de vida do paciente. Ela pode propiciar um contato inicial que facilite o início de um processo de integração, especialmente se ocorrer a partir de um bom vínculo entre os envolvidos no processo comunicativo.

A individualização da comunicação faz-se necessária, observando para que esta se conecte ao movimento de integração dos novos conteúdos, sem apoiar-se em mentiras, nem forçar explicações técnicas detalhadas e desnecessárias. Observa-se, dessa forma, a necessidade de adesão a modelos mais abertos de comunicação, visando à facilitação da elaboração psicológica do adoecimento e proporcionando um eixo de orientação dos cuidados oferecidos. Isso não significa, contudo, que a revelação de diagnósticos e prognósticos a pacientes seja sem riscos, muito menos que deva ser sempre feita em detalhes ou da mesma forma para todos. A formulação de orientações genéricas e normas éticas de validade geral não resolve o problema.

REFERÊNCIAS BIBLIOGRÁFICAS

1. Araújo IS, Cardoso JM. Comunicação e saúde. Rio de Janeiro: Fiocruz; 2007.
2. Baile WF, Buckman R, Lenzi R, Glober G, Beale EA, Kudelka AP. SPIKES – A Six-Step Protocol for Delivering Bad News: Application to the Patient with Cancer. The Oncologist. 2000;5(4):302-11.
3. Geovanini FCM. Notícias que (des) enganam: o impacto da revelação do diagnóstico e as implicações éticas na comunicação de más notícias para pacientes oncológicos [dissertação]. Rio de Janeiro: Escola Nacional de Saúde Pública; 2011.
4. Campos EMP. A Psico-Oncologia: uma nova visão do câncer – uma trajetória [tese]. São Paulo: Universidade de São Paulo; 2010.
5. Carvalho RT, Parsons HA (orgs.). Manual de cuidados paliativos. 2.ed. São Paulo: Academia Nacional de Cuidados Paliativos (ANCP); 2012. p.590.
6. Siqueira JE. Doente terminal. Cadernos de Bioética do Cremesp. 2005;1(1):8-41.
7. Arrais RH, Jesuino SLCS. A vivência psicológica da comunicação sobre diagnóstico e tratamento por pacientes oncológicos: uma perspectiva da Psicologia Analítica. Revista da SBPH. 2015;18(2):22-44.

8. Arrais RH. Comunicação entre cuidadores familiares e pacientes oncológicos em Cuidados Paliativos: um estudo na perspectiva da Psicologia Analítica [dissertação]. São Paulo: Universidade de São Paulo; 2018.
9. Gulinelli A, Aisawa RK, Konno SN, Morinaga CV, Costardi WL, Antonio RO et al. Desejo de informação e participação nas decisões terapêuticas em caso de doenças graves em pacientes atendidos em um hospital universitário. Rev Assoc Med Bras. 2004;50(1):41-7.
10. Fumis RRL, De Camargo B, Del Giglio A. Physician, patient and family attitudes regarding information on prognosis: a Brazilian survey. Annals Of Oncology: Official Journal Of The European Society For Medical Oncology / ESMO. 2012;23(1):205-11.
11. Silva MM, Moreira MC, Leite JL, Erdmann AL. Análise do cuidado de enfermagem e da participação dos familiares na atenção paliativa oncológica. Texto & Contexto – Enfermagem. 2012;21(3):658-66.
12. Munhoz BA, Paiva HS, Abdalla BMZ, Zaremba G, Rodrigues AMP, Carretti MR et al. From one side to the other: what is essential? Perception of oncology patients and their caregivers in the beginning of oncology treatment and in palliative care. De um lado ao outro: o que é essencial? Percepção dos pacientes oncológicos e de seus cuidadores ao iniciar o tratamento oncológico e em cuidados paliativos. Einstein (São Paulo). 2014;12(4):485-91.
13. Rodrigues MVC, Ferreira ED, Menezes TMO. Comunicação da enfermeira com pacientes portadores de câncer fora de possibilidade de cura. Revista de enfermagem – UERJ. 2010;18(1):86-91.
14. Kovács MJ. Morte e desenvolvimento humano. São Paulo: Casa do Psicólogo; 2010.
15. Reis MTR, Spaccaquerche ME. A família em foco: sob as lentes do cinema. São Paulo: Paulus; 2014.
16. Grbich C, Parish K, Glaetzer K, Hegarty M, Hammond L, McHugh A. Communication and decision making for patients with end stage diseases in an acute care setting. Contemp Nurse. 2006;23(1):21-37.
17. Öhlén J, Elofsson LC, Hydén L-C, Friberg F. Exploration of communicative patterns of consultations in palliative cancer care. European Journal of Oncology Nursing. 2008;12(1):44-52.

CAPÍTULO 4

Programa psicoeducativo para familiares de pacientes em cuidados paliativos

Tatiana Bukstein Vainboim

INTRODUÇÃO

Os princípios fundamentais da psico-oncologia desde sua origem, na década de 1970, estão em sintonia com os da filosofia paliativista e vêm ampliando a assistência a pacientes com diversos tipos de câncer. Trata-se de uma área de interface entre a psicologia e a oncologia, que utiliza conhecimento educacional, profissional e metodológico proveniente da psicologia da saúde para aplicá-lo no atendimento especializado ao paciente (com ou sem possibilidade terapêutica), à sua família e aos profissionais envolvidos com a prevenção, tratamento e reabilitação.

Este capítulo apresenta uma experiência pioneira – teórica e prática – que a área de psico-oncologia realizou, a partir de 2008, no Ambulatório de Tumores Cerebrais, da Divisão de Clínica Neurológica, no Hospital das Clínicas da Faculdade de Medicina da Universidade de São Paulo (HC/FMUSP). Para tanto, expõe os principais resultados da pesquisa "Qualidade de vida e intervenção psicoeducativa com cuidadores não-profissionais de pacientes com glioblastoma multiforme (GBM)".[1] O GBM é um tumor do sistema nervoso central, considerado a forma mais agressiva e maligna entre os astrocitomas. O interesse por esse estudo surgiu a partir das observações nesse ambulatório, durante o mestrado. Os resultados do estudo culminaram na implantação do serviço de psico-oncologia, com a criação de um programa psicoeducativo para cuidadores familiares de pacientes portadores de glioblastoma multiforme.

DESENVOLVIMENTO

Hospices e os princípios da OMS sobre cuidados paliativos

Hospices são instituições especializadas no cuidado a pacientes gravemente enfermos. Trata-se de uma forma de atendimento em que o foco principal é a qualidade de vida. A palavra *hospice* deriva do latim *hospes*, que significa hospitalidade. O movimento *hospice* busca oferecer ao "paciente fora de possibilidades terapêuticas" uma melhor qualidade de vida, a começar pela denominação que fora recomendada por Saunders e Sykes,[2] pois, antes, pacientes em estágio avançado da doença eram (e ainda são muitas vezes) chamados de "pacientes terminais", o que denota uma impressão negativa e impessoal e, por isso, deve ser evitada, também em nosso entender.

Os *hospices* seguem os princípios estabelecidos pela Organização Mundial da Saúde[3] sobre cuidados paliativos, que são os seguintes:

- Afirmar a vida e considerar a morte como um processo normal.
- Não apressar ou adiar a morte.
- Oferecer alívio da dor e de outros sintomas que causem sofrimento.
- Integrar os aspectos psicológicos e espirituais dos cuidados ao paciente.
- Oferecer um sistema de apoio para ajudar o paciente a viver tão ativamente quanto possível até a morte.
- Aproximar a equipe para verificar as necessidades do paciente e de sua família.
- Oferecer um sistema de apoio para ajudar a família no enfrentamento da doença do paciente e em seu próprio processo de luto.
- Melhorar a qualidade de vida e influenciar positivamente no curso da doença.
- Ser aplicável desde o início do curso da doença, em conjunto com outras terapias que pretendem prolongar a vida, como a quimioterapia ou radioterapia, e incluir as pesquisas necessárias para uma melhor compreensão e controle das complicações clínicas.

Cuidados paliativos: um manto necessário de afeto

Paliação é um conceito de difícil compreensão em sua totalidade. O significado da palavra *pallium* é cobrir, aliviar, como um manto de afeto que protege; e não esconder, encobrir a doença ou disfarçar os sintomas. Outro sentido vem da raiz *pel*: a pele de animais que protege do frio. A proposta fundamental dos cuidados paliativos é, justamente, oferecer conforto, calor e proteção, favorecendo uma sensação de segurança.[4]

Receber cuidados paliativos não significa que não há mais nada a fazer. Isso simplesmente indica que o diagnóstico é de uma doença crônica grave, que ameaça a vida, e que uma equipe, juntamente com os profissionais especialistas na enfermidade, irá cuidar de quem está doente e daqueles que o cercam. Ou seja, "há muito a fazer" pelo paciente.

As equipes de cuidados paliativos são multidisciplinares. O médico paliativista atua para melhorar o conforto físico do paciente - amenizar a dor, diminuir o mal-estar causado pela doença ou pelo seu tratamento – e toda a equipe trabalha para que esses incômodos e os outros sejam atenuados para melhoria da qualidade de vida de quem está doente e de sua família e amigos.

Uma doença grave atinge não somente o paciente. Daí a importância de ser uma equipe que inclua psicólogos, enfermeiros, fisioterapeutas, terapeutas ocupacionais, capelães, assistentes sociais, entre outros profissionais, para dar conta de uma extensa demanda de necessidades.[5]

Entre os principais objetivos do psicólogo que trabalha em cuidados paliativos está a facilitação do processo de comunicação, em uma conversa franca e aberta sobre sentimentos e necessidades, exatamente no momento em que a comunicação se encontra dificultada,[4] ressaltando a importância de:

- Resgatar a capacidade de desejar aquilo que é mais importante, mesmo nos momentos finais da vida.
- Favorecer o *insight*, descobertas de si até o momento da morte.
- Trabalhar o aprofundamento de relações significativas, podendo retomar pendências, mal-entendidos; recuperando (ou desenvolvendo) a capacidade de perdoar e ser perdoado.
- Favorecer a expressão e conclusão de assuntos inacabados.
- Estimular e buscar os recursos internos do paciente.
- Favorecer a ressignificação das principais experiências da vida.
- Promover a autonomia do paciente, sua dignidade como ser humano, bem como o exercício de sua competência.

Família de pacientes oncológicos e o fortalecimento emocional

O impacto emocional ao receber o diagnóstico de uma doença grave afeta toda a unidade familiar. Esse tem sido um tema abordado por diversos especialistas, ao longo dos anos. O contato com o câncer, em especial, é considerado um verdadeiro choque para o paciente e seus familiares, podendo resultar em sentimentos de raiva, inconformismo e até culpa! O desejo de isolamento e a depressão são muito comuns. Por esse motivo, toda a família tem merecido um cuidado especial, que deve acontecer desde a primeira informação sobre a doença.

O paciente, ao receber o diagnóstico e aderir ao tratamento, inicia um processo doloroso que Lindemann[6] chamou de "luto antecipatório", que antecede a morte biológica, na qual o paciente – e a família – sentem a dor da ameaça de perda desde o momento em que recebem a comunicação sobre a doença. A ideia de morte é associada quase que imediatamente, em um turbilhão de sentimentos dilacerantes.

Em suma, é um processo psicossocial ativo de enlutamento vivenciado por todos, entre a fase do diagnóstico e a morte propriamente dita. Fonseca[7] aponta a existência de um processo cognitivo, emocional e comportamental experimentado intra e interpsiquicamente, a partir do momento em que a pessoa é informada ser portadora de uma doença considerada grave. A experiência da antecipação do fim envolve respostas emocionais antecipadas que, segundo muitos estudiosos, podem incluir, ainda, ansiedade de separação, solidão existencial, desapontamento, ressentimento, exaustão, enfim, angústias desesperadoras. O câncer, de modo geral, implica o aniquilamento imediato de energia e, não raro, a privação de amigos. A dor não aliviada agrava essas perdas, altera funções cognitivas e, consequentemente, traz prejuízos em atividades diárias e sociais.

Franco[8] aponta fatores facilitadores e complicadores para o enfrentamento da doença e do luto antecipatório pela família:

Fatores facilitadores:

- Estrutura familiar flexível que permita reajuste de papéis.
- Boa comunicação com a equipe profissional e entre os membros da família.
- Conhecimento dos sintomas e ciclo da doença.
- Participação nas diferentes fases, para obter senso de controle.
- Sistemas de apoio informal e formal disponíveis.

Fatores complicadores:

- Padrões disfuncionais de relacionamento, interação, comunicação e solução de problemas.
- Sistemas de suporte formal e informal não existentes ou ineficientes.
- Outras crises familiares simultâneas à doença.
- Falta de recursos econômicos e sociais.
- Cuidados médicos de pouca qualidade.
- Dificuldades na comunicação com a equipe médica.
- Doenças estigmatizantes, pouca assistência.

Kovács[4] reforça que a família passa pelos mesmos estágios que o paciente, ao saber de uma doença grave. Sua forma de enfrentamento vai depender da estrutura de cada um dos indivíduos e da relação que se estabelece entre eles. Podem surgir processos ligados ao perecimento em vida, luto antecipatório, como citado anteriormente. Processo esse vivenciado com ambivalência de sentimentos, medo de encarar o sofrimento, decadência da pessoa e dificuldade em lidar com sua própria impotência para aliviar as angústias no decorrer do processo. E, por serem pessoas de fundamental importância para os pacientes durante o enfrentamento da doença, é imprescindível incluir a família no atendimento psicológico.

É fato que ela adoece junto, entretanto, na medida em que a família recebe suporte adequado, torna-se uma grande aliada não apenas do paciente, mas de toda a equipe de saúde! Porém, cuidar dessa reconhecida unidade chamada paciente-família representa muitos desafios a serem superados, desde custos financeiros, passando por sobrecarga emocional, até desgastes físicos. Contudo, a experiência tem nos mostrado que, havendo comunicação aberta – e profissionalmente correta – há redução considerável do sofrimento e alcance de melhores níveis de qualidade de vida para todos os envolvidos.

O papel do psicólogo, atuando junto aos familiares, busca facilitar o diálogo sincero e, dessa forma, contribui para o fortalecimento emocional, tornando-os capazes de aprofundar, positivamente, seus vínculos afetivos. É nesse contexto que se diz que uma doença pode promover o crescimento de todos os membros de uma família, mesmo tendo cada uma a sua forma e ritmo de adaptação.

Tumor cerebral: impacto na família e a importância da qualidade de vida

Em se tratando do impacto psicossocial sobre os familiares dos portadores de tumor cerebral, fala-se acerca de um grave impacto sobre as famílias, com destaque para duas questões: as alterações nos papéis familiares e a sobrecarga vivenciada pelos cuidadores.[9]

De um modo geral, na maior parte dos casos, os tumores primários são gliomas, que crescem a partir das células gliais que rodeiam as células nervosas. Os gliomas formam o grupo de tumores predominantes, totalizando 60% das ocorrências.[10] Os mais frequentes são os astrocitomas e estão subdivididos em quatro tipos, de acordo com o grau de agressividade: Grau I – astrocitoma pilocítico; Grau II – astrocitoma de baixo grau; Grau III – astrocitoma anaplásico e, por fim, o Grau IV – glioblastoma multiforme (GBM). O GBM pode manifestar-se em qualquer idade, mas possui maior incidência entre 45 e 70 anos, mostrando prevalência no sexo masculino de 3:2 em relação ao sexo feminino. Com tratamento padrão, que engloba ressecção cirúrgica, radioterapia e quimioterapia, o tempo médio de sobrevivência é de 10-12 meses.

A incidência e mortalidade dos tumores cerebrais vêm aumentando ao longo das últimas décadas, inclusive no Brasil, particularmente entre os idosos. Monteiro e Koifman[11] afirmam que a taxa de mortalidade por essa neoplasia cresceu de 2,24/100 mil para 3,35/100 mil, correspondendo a um aumento de 50%. Ainda de acordo com os mesmos autores, os óbitos por câncer de cérebro corresponderam a 3,4% do total de mortes por câncer em 1980 (2.098 em 61.253 óbitos) e a 4,4% em 1998 (4.960 em 110.765).

Em fase avançada, estando o paciente sob cuidados paliativos, deve haver especial atenção à melhor qualidade de vida ao tempo que lhe resta. Nesse momento, dentro dos sintomas experimentados pelos pacientes, o controle dos mais frequentes, como cansaço, dor, dispneia e constipação, bem como a valorização da qualidade de vida são os principais objetivos dos cuidados paliativos.[12]

De acordo com Fleck et al.:[13]

> A oncologia foi a especialidade que, por excelência, se viu confrontada com a necessidade de avaliar as condições de vida dos pacientes que tinham sua sobrevida aumentada devido aos tratamentos realizados, já que, muitas vezes, na busca de acrescentar anos à vida, era deixada de lado a necessidade de acrescentar vida aos anos.

A avaliação da qualidade de vida vem sendo muito utilizada na área da saúde. Desde a década de 1990, a Organização Mundial da Saúde (OMS) organizou um grupo multicêntrico – WHOQOL Group – envolvendo vários países para criar uma definição e um instrumento que avaliasse a qualidade de vida em um caráter internacional (WHOQOL – World Health Organization Quality of Life).[13]

O grupo definiu qualidade de vida como: a percepção do indivíduo de sua posição de vida, no contexto da cultura, sistema de valores nos quais ele vive em relação aos seus objetivos, expectativas, padrões e preocupações. Nessa definição incluem-se seis domínios principais: saúde física, estado psicológico, níveis de independência, relacionamento social, características ambientais e padrão espiritual. Foi com base em um dos instrumentos desse modelo que a pesquisa no Ambulatório de Tumores Cerebrais, da Divisão de Clínica Neurológica do HC/USP,[1] foi realizada.

O impacto do programa psicoeducativo, após a pesquisa no HC/USP

O objetivo da pesquisa foi estudar "a qualidade de vida de cuidadores não profissionais de pacientes portadores de glioblastoma multiforme (GBM)",[1] por meio de um pioneiro programa psicoeducativo no ambulatório de tumores cerebrais. Para tanto, foi necessário: a) identificar parâmetros quantitativos de qualidade de vida pré e pós-intervenção psicoeducativa, utilizados com essa população; b) testar a reprodutibilidade do instrumento de avaliação de qualidade de vida *WHOQOL-bref*; e c) verificar o impacto do programa psicoeducativo por meio do instrumento de avaliação de qualidade de vida *WHOQOL-bref*.

O estudo envolveu um Grupo Experimental (GE) composto por vinte participantes e um Grupo de Controle (GC) composto por dez participantes. O GE foi composto por cuidadores não profissionais de pacientes portadores de GBM, que aceitaram participar do programa psicoeducativo. O GC foi composto por cuidadores não profissionais de pacientes portadores de GBM que não puderam comparecer mensalmente às sessões do programa psicoeducativo por morar fora de São Paulo ou por trabalhar. Utilizou-se uma entrevista psicológica semidirigida e o instrumento de avaliação de qualidade de vida *WHOQOL-bref*.

O instrumento foi composto por duas questões gerais e 24 questões divididas em quatro domínios: físico, psicológico, relações sociais e meio ambiente. Posteriormente, os participantes do GE foram incluídos em um programa psicoeducativo, individualmente, formado por quatro sessões temáticas com 45 minutos de duração cada, realizadas uma vez ao mês. Os instrumentos foram reaplicados, ao final, para comparar os resultados da qualidade de vida, após a intervenção psicológica.

A intervenção psicoeducativa, segundo Yin e Oliveira,[14] atua em dois níveis: 1) Didático: oferecer informações e orientação em relação à doença, sintomas, sinais e tratamento; 2) Terapêutico: proporcionar suporte para conflitos pessoais e/ou interpessoais surgidos com a doença e melhorar o relacionamento entre pacientes e cuidadores. O programa psicoeducativo seguiu este cronograma:

Primeira sessão:

- explicação do programa;
- informações acerca da doença e impacto da doença na vida do paciente e de seu cuidador não profissional.

Segunda sessão:

- cuidados em casa;
- informações sobre o tratamento e efeitos secundários;
- destacar a importância do papel da família e da comunicação entre eles;
- melhorar a comunicação em casa e com outros profissionais da equipe de saúde.

Terceira sessão:

- escuta e validação das emoções surgidas com o impacto da doença na qualidade de vida;

- explicação dos estágios do processo de enfrentamento pelos quais passam os pacientes e os familiares após saber do diagnóstico e do prognóstico.

Quarta sessão:

- discussão sobre o tema qualidade de vida;
- possibilidades de autoajuda;
- fechamento, com avaliação pelos participantes da experiência no programa psicoeducativo.

No início de cada sessão foi explicado ao cuidador não profissional acerca dos temas a serem abordados naquele encontro. Houve espaço, também, para esclarecer toda e qualquer dúvida, e, quando a autora não sabia a resposta, esta lhe era dada na sessão seguinte, após obter as informações com os médicos.

Na eventualidade de morte do paciente, era facultado ao cuidador não profissional permanecer no programa psicoeducativo e, caso a opção tivesse sido permanecer, a questão do luto seria introduzida entre os temas na primeira sessão à qual ele comparecesse.

A análise geral dos resultados permitiu constatar que a intervenção psicoeducativa mostrou impacto na qualidade de vida dos cuidadores não profissionais de pacientes portadores de GBM, principalmente nos domínios psicológico e físico. Todos os participantes apresentaram melhora significativa na qualidade de vida em todos os domínios.

Já no grupo de controle (quem não participou da intervenção psicoeducativa) revelou-se uma piora da qualidade de vida em todos os domínios. Esse dado pode estar relacionado à piora do estado de saúde do ente querido pelo avanço natural da doença ao longo do tempo, que é sentido pelo cuidador, e por um aumento da sobrecarga vivenciada.

Assim, podemos afirmar que o fato de este estudo propor um espaço psicoeducativo – e não somente psicoterapêutico – teve um enorme efeito benéfico. Muitas vezes, os cuidadores não tiravam suas dúvidas com os médicos no momento da consulta porque, estando o paciente presente, eles preferiam se omitir em virtude do receio de uma possível resposta considerada negativa. Todavia, com a participação no programa psicoeducativo, os familiares e cuidadores sentiram-se acolhidos ao saber que, neste caso, a psicóloga poderia ser um importante canal de comunicação.

Cabe ao psico-oncologista também ser o mediador entre paciente, família e equipe de profissionais de saúde envolvidos. O psicólogo atuante na área da psico-oncologia visa a manter o bem-estar do paciente – e de seus cuidadores –, identificando e compreendendo os fatores emocionais vividos por todos, trabalhando com as realidades específicas. Sabe-se que, quanto mais houver informação – e comunicação adequada – acerca da doença em questão, maior será a capacidade do paciente e de seus cuidadores no enfrentamento do adoecer. E, por outro lado, mais confiança esse profissional despertará na equipe.[15]

CONSIDERAÇÕES FINAIS

Contribuição da psico-oncologia

Nossos resultados corroboraram os que afirmam que métodos pedagógicos e psicoterapêuticos adequadamente aplicados contribuem com a melhora da qualidade de vida de pacientes e de seus cuidadores, incluindo, vale salientar, a equipe de saúde.

O impacto da intervenção do programa psicoeducativo, com o instrumento de avaliação de qualidade de vida *WHOQOL-bref*, permitiu concluir que houve melhora significativa da qualidade de vida em todos os domínios e que esse instrumento demonstrou alto coeficiente de fidedignidade. Quanto ao programa psicoeducativo proposto, constatou-se que ele foi eficaz na orientação, informação e comunicação adequadas; na diminuição do estresse desencadeado pela doença e que, ainda, permitiu ao cuidador encontrar uma forma de se comunicar com o paciente e, dessa forma, todos sentiram-se mais acolhidos.

Em linhas gerais, a psico-oncologia, inserida na área de psicologia da saúde, tem oferecido sua contribuição ao estudo da qualidade de vida em pessoas enfermas, com uma perspectiva mais humana, desde sua origem em 1977. Seguindo essa inspiração, a pesquisa aqui apresentada também pretende contribuir para o complexo processo de cuidados paliativos, agora amplamente normatizado por organizações internacionais. Assim sendo, recomenda-se que programas psicoeducativos, orientados por psico-oncologistas, também sejam implantados em ambulatórios hospitalares preocupados com a qualidade de vida de seus pacientes sem possibilidades terapêuticas, bem como a de seus cuidadores profissionais e não profissionais.

REFERÊNCIAS BIBLIOGRÁFICAS

1. Vainboim TB. Qualidade de vida e intervenção psicoeducativa com cuidadores não profissionais de pacientes portadores de glioblastoma multiforme [dissertação de mestrado em Ciências]. São Paulo: Faculdade de Medicina, Universidade de São Paulo; 2011. 133 p.
2. Saunders C, Sykes N (eds.). The management of terminal malignant disease. 3.ed. Londres: Hodder & Stoughton; 1993.
3. Organização Mundial da Saúde. World Health Organization. Cancer. Palliative Care 2002. Disponível em: http://www.who.int/cancer/palliative/en; acessado em: 18 de fevereiro de 2007.

4. Kovács MJ. Educação para a morte: temas e reflexões. São Paulo: Casa do Psicólogo; 2003a.
5. O que são Cuidados Paliativos. In: Academia Nacional de Cuidados Paliativos. Disponível em: http://www.paliativo.org.br; acessado em: 18 de março de 2020.
6. Lindemann E. Symptomatology and management of acute grief. Am J Psychiatry. 1994;151(6 Suppl):155-60.
7. Fonseca JP. Luto Antecipatório. As experiências pessoais, familiares e sociais diante de uma morte anunciada. Campinas: Livro Pleno; 2004.
8. Franco MHP. Cuidados paliativos e assistência ao luto. In: Saiba mais sobre Luto. Disponível em: http://www.4estacoes.com/pdf/cuidados_paliativos.pdf; acessado em: 20 de dezembro de 2006.
9. Fox S, Lantz C. The brain tumor experience and quality of life: a qualitative study. J Neurosci Nurs. 1998;30(4):245-52.
10. Louis DN, Perry A, Reifenberger G, von Deimling A, Figarella-Branger D, Cavenee WK et al. The 2016 World Health Organization classification of tumors of the central nervous system: A summary. Acta Neuropathol. 2016;131:803-20.
11. Monteiro GTR, Koifman S. Mortalidade por tumores de cérebro no Brasil, 1980-1998. Cad Saúde Pública. 2003;19:1139-51.
12. Ventafridda V, De Conno F, Ripamonti C, Gamba A, Tamburini M. Quality of life assessment during a pallietive care programme. Ann Oncol. 1990;16:415-20.
13. Fleck MPA, Leal OF, Louzada S, Xavier M, Chachamovich E, Vieira G et al. Desenvolvimento da versão em português do instrumento de avaliação da qualidade de vida da OMS (WHOQOL-100). Rev Bras Psiquiatria. 1999;21:19-28.
14. Yin MLY, Oliveira MG. Relato de uma experiência psicoeducacional com familiares de portadores de transtornos do humor. Rev Bras Ter Comp Cogn. 2004;6:135-42.
15. Carvalho VA. Transtorno de ansiedade em pacientes com câncer. In: Carvalho VA, Franco MHP, Kovács MJ, Liberato R, Macieira RC, Veit MT et al. (orgs.). Temas em Psico-Oncologia. São Paulo: Summus; 2008. pp.257-70.

Cuidados paliativos em psico-oncologia pediátrica: desafios na integralidade do cuidado multiprofissional

Elisa Maria Perina
Paula Elias Ortolan
Thais Faustino de Láia
Erica Boldrini

"O acolhimento é o que sedimenta o solo sagrado que foi fragmentado pela dor."

KARINA O. FUKUMITSU

CUIDADOS PALIATIVOS PEDIÁTRICOS

O cuidado paliativo pediátrico tem como objetivo aliviar o sofrimento humano e melhorar a qualidade de vida da criança e do adolescente acometidos por alguma doença que compromete a vida, além de proporcionar suporte para os familiares por meio de um plano de cuidados individualizado.[1] Os objetivos desses cuidados são semelhantes àqueles destinados aos adultos, porém com ênfase e consideração nas necessidades da criança ou do adolescente e de toda a família, por meio de um olhar holístico.[2]

Dados da Organização Mundial da Saúde (OMS) mostram que 21 milhões de crianças e adolescentes menores de 19 anos necessitam de cuidados paliativos e 8 milhões necessitam de cuidados paliativos especializados. Destes, 2,5 milhões morrem por ano, e 98% encontram-se em países subdesenvolvidos ou em desenvolvimento.[3]

No contexto dos cuidados paliativos pediátricos, a inclusão de profissionais de diferentes áreas de conhecimento consiste em um suporte fundamental para o paciente, a família e a equipe de saúde. Essas intervenções terapêuticas permitem uma elaboração da situação vivenciada, para que os pacientes possam se expandir para além da doença e vislumbrar seus cuidados e sua vida de maneira integral.

A morte da criança e do jovem com câncer pode ocorrer em diferentes momentos do tratamento, em decorrência de progressão da doença ou de intercorrências clínicas. Quando a doença se apresenta não responsiva aos tratamentos e, portanto, sem chances de cura, os objetivos do cuidado são redirecionados para a qualidade de vida e dignidade no viver e morrer. Por essa razão, é considerada uma doença que ameaça a vida; sendo assim, a inclusão dos cuidados paliativos desde o diagnóstico está justificada.

A introdução dos cuidados paliativos no tratamento de crianças e adolescentes com câncer desde o momento do diagnóstico pode resultar em tratamentos mais efetivos, humanizados e que respeitam os direitos da criança e do adolescente. Para isso, é preciso que os profissionais aprendam a lidar com suas impotências e limitações quando a cura não é possível.

VIDA E MORTE NA PRÁTICA DOS PROFISSIONAIS DE SAÚDE: LIDANDO COM O SOFRIMENTO PSÍQUICO

> *"O espaço-tempo da morte é, para os que querem penetrá-la e ultrapassar o medo que ela pode causar, uma ocasião inesquecível de intimidade."*
>
> MARIE DE HENNEZEL

O contexto da oncologia pediátrica pode ser considerado como uma prática que requer que o profissional desenvolva uma maior aceitação da finitude humana, pois, embora a morte faça parte da vida, a ocorrência de uma doença ameaçadora à vida em fases tão precoces evidencia uma incoerência no desenvolvimento humano e um futuro inexistente.

Políticas de saúde internacionais referem que oncologistas necessitam treinamento complementar em cuidados paliativos, a fim de que o manejo da dor e dos sintomas físicos e psicossociais possa ser feito de maneira eficiente e que promova alívio e qualidade de vida durante todas as etapas do tratamento. No entanto, diferentemente do que é preconizado pela OMS, ainda se observa uma associação equivocada dos cuidados paliativos com o fim da vida. Saad et al.[4] relatam, em seu artigo sobre perspectivas da integração inicial de cuidados paliativos pediátricos, que esforços para o tratamento curativo e de continuidade da vida a qualquer custo ainda são muito frequentes, mesmo nos dias atuais, em diversos lugares do mundo. A obstinação terapêutica, que é a manutenção da vida a qualquer custo, é associada com aumento da dor e do sofrimento do paciente, e essa prática deve ser abolida. Os princípios da bioética, de autonomia, de beneficência e não maleficência, do respeito aos direitos das crianças e dos adolescentes devem ser, cada vez mais, norteadores do exercício profissional da equipe de saúde. Conhecer as diretivas antecipadas de vontade e introduzi-las como modelo de cuidado baseado nos desejos e escolhas das crianças e dos jovens de como querem viver seu tempo final de vida é promover vida enquanto há vida, um dos fundamentos universais de dignidade e respeito humano.

O National Institute for Health and Care Excellence[5,6] (NICE) publicou diretrizes intituladas *Guidelines for Infants, Children and Young People*, que oferecem subsídios para o planejamento dos cuidados com crianças e jovens nas diferentes fases de progressão da doença. No Quadro 1, encontram-se sistematizadas algumas dessas orientações, que foram traduzidas e adaptadas pelas autoras para a língua portuguesa.[6]

QUADRO 1 Orientações para a integralidade dos cuidados paliativos pediátricos

Cuidados devem ser agrupados nas áreas de:	Famílias devem ser envolvidas em:
Comunicação	Informações claras a respeito da doença e do tratamento, levando em consideração os aspectos cognitivos e emocionais da família e da criança
Acesso a cuidados de qualidade	Receber um suporte adequado de acordo com as necessidades psicossociais
Dor total	Desenvolvimento de um plano de cuidados individualizado
Tomada de decisões	Ter um profissional de referência que coordene o cuidado
Dignidade e respeito	Receber cuidados de uma equipe transdisciplinar, com formação em cuidados paliativos pediátricos
Suporte ao luto	Receber suporte para o luto (antecipatório e após a morte da criança ou do adolescente)
Espiritualidade	Ter acesso em toda a trajetória do adoecimento e morte ao suporte espiritual, oferecido pela referência institucional ou da comunidade

Fonte: elaborado pelas autoras.

Os cuidados oferecidos pela equipe interdisciplinar devem ser planejados cuidadosamente, de acordo com as necessidades de cada criança, respeitando seu nível de desenvolvimento e sua capacidade de compreensão. Dessa maneira, criança e família podem ter uma participação ativa nas decisões relacionadas ao seu tratamento e ao final da vida.

As perdas e lutos inerentes ao processo de adoecimento e morte requerem que o paciente, a família e a equipe desenvolvam estratégias de enfrentamento para essa difícil travessia.

O artigo de Mack et al.[7] mostrou as distinções entre os relatos dos cuidadores e o autorrelato das crianças que estavam sob cuidados oncológicos. A discrepância das informações foram multifatoriais e se basearam por meio de questionários, como o de qualidade de vida (QVRS e HRQOL), que foi aplicado entre os pais e as crianças e mostrou que os pais tendem a avaliar a qualidade de vida de seus filhos mais baixa do que a própria criança. Isso pôde ser compreendido quando se constatou que alguns pais de crianças com câncer apresentam sintomas de depressão, ansiedade e estresse, se comparados com pais sem filhos com diagnóstico oncológico. Outros fatores estão relacionados a faixa etária e singularidade das crianças, considerando a escolaridade, questões sociais e funcionamento emocional e físico. Os cuidadores primários superestimaram os sintomas e subestimaram a mobilidade física em relação à própria criança, o que evidenciou a importância de se ouvir os pacientes, dando-lhes reconhecimento e validação em seu processo de tratamento.

Saad et al.,[4] na pesquisa feita com profissionais da oncologia pediátrica, mostraram a dificuldade na comunicação com a família e evidenciaram a importância da qualificação do cuidado, pois muitos evitam as famílias por não se sentirem preparados, apresentam dificuldades em separar os papéis profissional e pessoal e lidar de maneira mais efetiva com seus sentimentos.

A integração entre a criança e o adolescente, a família e a equipe de saúde pode ser uma ferramenta importante para que haja consonância com os desejos do paciente, e permite introduzir um espaço para a comunicação sincera entre paciente, familiares e profissionais de saúde com qualidade, sincronia e confiança. A comunicação compassiva pode ser um facilitador para que o paciente não se sinta isolado em sua doença. Essa compaixão não significa necessariamente remover o sofrimento, mas tolerá-lo, ficar ao lado e considerar as preferências e desejos da criança e do adolescente.

Os desafios que permeiam os cuidados paliativos na oncologia pediátrica refletem as dificuldades de resoluções práticas sobre o plano individualizado de cuidados, a boa comunicação com a família e o paciente, mas também englobam o olhar sobre os profissionais de saúde.

O trabalho nesse *setting* pode ser um risco para a saúde mental dos profissionais em virtude da exposição frequente às mortes de crianças e adolescentes e aos dilemas éticos, econômicos e psicossociais que são inerentes a muitos casos. Portanto, os profissionais que atuam nesse contexto podem ser envolvidos por sentimentos de estresse moral, angústias, síndrome de *burnout*, trauma vicário, exaustão, despersonalização, comunicação empobrecida entre a equipe e afastamentos profissionais, pois esse contato diário com a morte de crianças pode desencadear traumas secundários na equipe e enrijecer as condutas.[8]

É essencial que o profissional que atua em cuidados paliativos reconheça que suas possibilidades de ajuda são limitadas por vários aspectos, que incluem fatores físicos, socioeconômicos, recursos de tratamentos disponíveis e uma equipe capaz de formar uma ampla rede de apoio com outros profissionais e com os familiares do paciente. É importante que o profissional esteja presente na vida do paciente e da família, mas é imprescindível cuidar de si: o cuidado ao outro começa com o cuidado de si. A exaustão emocional pode minar a capacidade do cuidado.

Verri et al.[9] investigaram a práxis de trinta profissionais de enfermagem de um Hospital Escola Materno Infantil no interior do Estado de São Paulo sobre os cuidados paliativos. Os profissionais de saúde demonstraram compreensão no conceito de melhora na qualidade de vida e cuidado de maneira integral, considerando o sujeito como biopsicossocioespiritual. A impotência dos profissionais diante de suas limitações e de seus próprios sentimentos de perda e luto também apareceu como característica da prática pediátrica:

> [...] é difícil, ainda mais assim, com criança[...] a mãe estava com ela no colo e falou: "Deixa a minha filha descansar, pelo amor de Deus". E, nisso, a enfermeira chefe veio e eu sou muito emotiva, então, na hora, meu olho já encheu d'água e a enfermeira falou para mim me retirar do quarto, aí eu saí e aconteceu: ela faleceu e a gente preparou o corpo e tudo. Então, assim, é difícil essa parte [...] você não poder fazer nada porque, querendo ou não, você não pode fazer, então, você se sente meio incapaz, assim [...] impotente.

Entre tantos relatos, evidenciou-se a necessidade de cuidar da saúde emocional dos profissionais, proporcionar estratégias para que possam aliviar a sobrecarga emocional, melhorando sua saúde e, consequentemente, melhorando a assistência prestada aos pacientes e familiares.

> [...] a gente não tem nenhum apoio psicológico para isso no hospital e a gente se sente impotente porque está ali a família... a gente tem que saber lidar com a família [...] com o paciente também [...].
> [...] eu não conseguia nem trabalhar no outro dia. Eu fiquei péssima e eu acho que aqui, no hospital, até tinha que ter uma psicóloga para trabalhar com a gente, com os funcionários, porque foi horrível a minha experiência com o cuidado paliativo [...].

Entre os trinta participantes, apenas três mencionaram ter sido preparados para atuar com cuidados paliativos, os demais se queixaram por não terem contato em sua formação acadêmica.

Quando o autocuidado torna-se uma estratégia de sustentar os princípios, as altas cargas emocional e física advindas do trabalho, esses traumas secundários podem resultar no desenvolvimento de estratégias de autocuidado e de resiliência – que funcionam como fatores de proteção para os profissionais de saúde –, desencadear sentimentos de esperança, crescimento pessoal e profissional, mudanças em filosofias de vida, bem como incentivar posturas que refletem um cuidado compassivo.

Esse cuidado compassivo implica que os profissionais que atuam com cuidados paliativos pediátricos necessitam desenvolver a habilidade da escuta que vai além das palavras. Exige uma disposição para captar o sofrimento, os desejos e o que mais a criança e o adolescente quiserem comunicar por meio da intuição, do coração, do olhar e de gestos corporais. Para que essa capacidade de escuta seja bem desenvolvida, é preciso estar disposto a conversar com o paciente sobre tudo e não somente sobre decisões de cuidados paliativos, pois nem todos os pacientes desejam falar sobre a doença e a morte.

Mesmo que os cuidados oferecidos contenham os melhores recursos externos e internos, muitos sofrimentos são inevitáveis. Por isso, incentivar a autonomia da criança e do adolescente, quando for possível, é fundamental para que sintam que têm capacidade de conduzir sua própria vida apesar do câncer e expressar seus desejos sobre os cuidados no seu processo de tratamento.

A INFÂNCIA E ADOLESCÊNCIA PERMEADAS PELO CÂNCER

O câncer infantojuvenil, que inclui a faixa etária de 0 a 19 anos, corresponde a 2 a 3% de todos os casos de câncer registrados no Brasil.[10]

O Ministério da Saúde aponta que, apesar dos avanços nos tratamentos oncológicos e dos amplos recursos tecnológicos disponíveis, a sobrevida estimada do câncer infantil atualmente no Brasil é de 64%, índice calculado com base nas informações de incidência e mortalidade, com taxas que variam de 50 a 75%, dependendo da região, o que o caracteriza como a principal causa de morte por doença.[10]

O Instituto Nacional de Câncer aponta que, a cada um milhão de crianças de 0 a 5 anos, temos 200 casos de câncer; já na faixa dos 5 aos 10, a média cai para 100.[10]

É importante ressaltar que a infância e a adolescência são períodos de grande desenvolvimento humano. Cada fase tem a sua particularidade e cada criança sua subjetividade, portanto, deve ser avaliado seu nível de desenvolvimento emocional e cognitivo a fim de que as informações a respeito da doença e do tratamento sejam dadas de maneira que possam ser efetivamente assimiladas e compreendidas pela criança, tornando-a sujeito de sua história com participação ativa em seu tratamento.

A fase da adolescência implica esforços adaptativos em razão das modificações biopsicossociais e mudança de ritmo na evolução social. As transformações inerentes ao período da adolescência são potencializadas pelo impacto do diagnóstico, vivência do tratamento, medos, incertezas e angústias. Para um adolescente, as vivências do diagnóstico e do tratamento oncológico refletem a interrupção dos planos de vida, sonhos, projetos, restrições, rupturas sociais e, possivelmente, do seu futuro. O tratamento pode desencadear alterações físicas de imagem e esquema corporal, que intensificam as mudanças próprias dessa fase. Assim, o adolescente acometido pelo câncer torna-se diferente do seu grupo social de referência e pode criar novos vínculos com outros adolescentes que também estão em tratamento.

Em virtude da doença ou do tratamento as crianças e os adolescentes podem apresentar sequelas físicas, neuropsicológicas e neurocognitivas, reações emocionais de medo, pânico, tristeza, ansiedade, raiva, depressão e tantos outros sentimentos mobilizados pela perda da saúde, de partes do corpo, de sua rotina de vida, de seus amigos, cidade de origem, de sua casa, de seus familiares e, principalmente, medo da morte. Todas essas perdas, mudanças e sentimentos podem alterar a percepção de si mesmo e do mundo ao seu redor, mobilizar sentimentos de baixa autoestima, culpa, impotência e trazer repercussões nas suas relações familiares e interpessoais. O sofrimento físico, psicossocial e espiritual inerente a essa situação de crise vivenciada pelo adoecimento e tratamento podem impactar significativamente a qualidade de vida do paciente, familiares e equipe de saúde. Segundo Kaufmann e Wallis,[11] cada fase da doença e do tratamento apresenta características próprias de estresse que demandam compreensão e suporte adequado. Por essa razão, estar atento às perdas decorrentes do adoecimento e realizar intervenções que favoreçam os processos de elaboração dos lutos, desde o momento do diagnóstico e durante todas as fases do tratamento, torna-se essencial para que a adaptação ao novo contexto seja um momento de ressignificação e aprendizados. Perina e Ciccone[12] relatam que são muitos os lutos vivenciados no processo de adoecimento, durante o tratamento e, principalmente, na fase de cuidados paliativos e terminalidade, quando a criança ou o adolescente tem a percepção de sua finitude e vivencia grande angústia de separação pela perda dos objetos amados e por tudo que lhe é caro neste mundo. As intervenções psicoterápicas devem incluir um trabalho de reconhecimento e legitimação dessas perdas, além de ajudar no processo de elaboração dos lutos antecipatórios até o final de vida.

Com o objetivo de trazer contribuições da prática profissional das autoras em oncopediatria, será feito um relato de caso de um lactente de 9 meses. Vale ressaltar que a faixa etária de 0 a 2 anos demanda um grande conhecimento das relações mãe-bebê. É preciso dar amparo e continência necessária à dupla mãe-bebê, pois tudo é novo, desconhecido e ameaçador na vida de ambos. De um lado tem-se o bebê que perde a tranquilidade e o aconchego do útero e do lar, encontrando-se desconfortável no espaço hospitalar com vozes e seres desconhecidos, além de procedimentos invasivos que causam dor. Por outro lado, tem-se uma mãe fragilizada, vulnerável, com muito medo de perder sua filha, tendo que lidar com os lutos pela perda da filha idealizada como perfeita e saudável e aceitar a realidade e, ainda, elaborar a constituição de sua nova identidade enquanto mãe, atribuições que nesse momento se tornam mais complexas em decorrência de ser mãe de uma filha portadora de uma doença grave e ameaçadora como o câncer.

RELATO DE CASO

Cecília estava muito assustada. Sempre teve o sonho de se tornar mãe e depois de 3 abortamentos este se concretizou. Sua linda bebê estava prestes a completar 1 ano.

Nas duas últimas consultas de puericultura tinha questionado sobre aquele olhinho caído, mas a pediatra sempre "brincava", dizendo que aquilo era um charme. Algum tempo depois, um pequeno nódulo do lado esquerdo do pescoço tornou-se evidente. A pediatra ficou muito preocupada e solicitou que fosse realizada biópsia imediatamente. Depois de dias intermináveis, o anatomopatológico revelou que se tratava de uma neoplasia de pequenas células redondas e azuis. Uma doença ainda sem nome, mas sabidamente era câncer.

Cecília se questionava sobre o que tinha feito de errado. O pré-natal tinha sido feito com rigor e o parto transcorreu sem intercorrências gestacionais ou perinatais.

Mas... de repente, ela estava em um Hospital de Câncer, a muitos quilômetros de distância de sua casa, sozinha, com várias consultas agendadas, inúmeros exames e muitos questionamentos. Dias depois, o temido diagnóstico se confirmou. Era um neuroblastoma cervical, pouco diferenciado, estádio IV.

Foi realizada uma reunião com ela e seu marido em que foi falado sobre a raridade, a gravidade da doença e traçado o plano de cuidados. O marido largou tudo na sua cidade de origem e mudou-se com sua família.

Iniciou-se o tratamento com quimioterapia. Os efeitos colaterais foram bem tolerados, porém a doença mostrava-se refratária. Foi realizada nova reunião familiar, rediscutido o prognóstico e o novo esquema terapêutico. Nesse momento, o pai traz um intenso enfrentamento religioso e a mãe mostra-se alheia a tudo que está sendo dito. Vários membros da equipe tentaram lhe comunicar, mas ela não estava aceitando a realidade.

Três meses depois a doença estava em franca progressão. Cecília era pura obstinação, pedindo por cirurgia, radioterapia, quantas linhas de quimioterapia existissem. Dizia que precisava chegar ao transplante porque este iria salvar sua filha. Quando a equipe tentava abordá-la, dizendo que sua filha não tinha mais possibilidade de cura, ela simplesmente dizia que isso não era possível porque sua bebê ainda nem tinha falado mamãe.

Cecília não enxergava que sua bebê já não era mais a mesma. Seu frágil corpo estava repleto de sintomas e com piora da funcionalidade. Ela "exigia" que a levassem para a UTI, dizendo que sua bebê estava daquele jeito porque não estava sendo cuidada adequadamente.

O relacionamento com a equipe encontrava-se bastante estremecido. Em uma tentativa de alinhamento de condutas foi proposta mais uma conferência familiar, desta vez com a presença dos pais, do tio e da avó materna. Nessa reunião falou-se sobre a refratariedade à terapia instituída, a intensa deterioração clínica e a proposta de tratamento visando ao conforto. Os familiares entenderam, mas Cecília não. Antes mesmo de a reunião terminar ela se levantou e saiu da sala. Sua mãe e seu irmão, muito consternados, resolvem voltar para a cidade de origem. Infelizmente, sofrem um trágico acidente, em que seu irmão morreu na hora e a mãe faleceu logo que chegou ao hospital.

Toda a equipe ficou muito mobilizada com o ocorrido. Cecília parecia anestesiada ao receber a notícia. Sua bebê estava em processo ativo de morte. Sem expressar nenhuma reação, encaminhou-se para sua cidade de origem para os rituais fúnebres.

Dois dias após, Cecília retorna bem diferente. Já não se via mais em seus olhos aquela obstinação. Agora aceitava o processo de terminalidade da sua bebê. Seguiram-se cinco dias em que ela e o marido vivenciaram momentos de despedidas da sua tão desejada bebê.

Quatro anos depois, Cecília veio visitar os "amigos" que fez no hospital, contando que estava grávida e que tinha sido espontâneo.

A partir da análise e discussão do caso foi possível identificar o surgimento de alguns mecanismos psicológicos que foram mobilizados pela comunicação da impossibilidade de cura e da brevidade de morte da criança, como: negação, identificação projetiva e busca desesperada de seres tanatolíticos,[13] a fim de que a realidade da morte fosse afastada de sua consciência, evitando um possível desmoronamento psíquico diante do imenso sofrimento provocado pela possibilidade de perder sua única e amada filha.

Pode-se perceber, ainda, que o período inicial da vivência de Cecília foi de choque e negação, etapas bem descritas por Elisabeth Kübler-Ross.[14] Essas reações iniciais tiveram um papel importante para a mãe, a fim de que conseguisse assimilar a nova realidade e se reorganizar internamente para reagir externamente. Elaborar a notícia de um diagnóstico de câncer é algo que requer certa estrutura psicológica para uma organização de expectativas, de mobilização de recursos de enfrentamento e do luto pelo adoecimento da filha.

A rede de apoio de Cecília foi um aspecto fundamental que constituiu um espaço interno e externo de organização e de ajuda – tão necessária nesse período. O auxílio da família, dos profissionais e dos voluntários foram instrumentos para que Cecília tivesse seu tempo para se organizar. O trabalho da equipe multidisciplinar torna-se um aspecto fundamental para que a família sinta que, apesar das notícias difíceis, a criança e a família não estão abandonadas, seguem caminhando ao lado de profissionais que se empenham em oferecer os melhores cuidados disponíveis. Muitas vezes, o melhor cuidado possível é a transparência das informações e o alívio dos sintomas desconfortáveis.

Cada indivíduo possui seu tempo para integrar em seu mundo interno a difícil notícia do diagnóstico do câncer e de prognósticos restritos. Nesse momento de tomada de decisão conjunta com pais, familiares e equipe surgem conflitos difíceis de serem resolvidos. Ocorrem discussões e impasses próprios de situações de crise em que a ameaça de morte está presente e o ego não dá conta de suportar a realidade da perda. As decisões pautadas no desejo, crenças e não na realidade podem causar obstinação terapêutica e maior sofrimento à criança e seus familiares. Desafortunadamente, surgem novas notícias ruins da morte de pessoas muito queridas e que, apesar da dor e do sofrimento impostos por essa catastrófica realidade, vão possibilitar aos pais, em especial a essa mãe, um confronto real com as perdas e a possibilidade de lidar com estas, ressignificando-as e aceitando-as como parte inevitável de nossa existência.

Nesse caso específico, a partir do momento em que Cecília conseguiu lidar com a perda de outros familiares, que exerciam papel significativo em sua vida e afastar-se do estado de negação, houve espaço para sentimentos de aceitação e resignação para o que não poderia mais ser reparado fisicamente. Houve uma reparação interna, uma conciliação com a vida e a aceitação da triste realidade da morte iminente da filha. Com isso, conseguiu mobilizar recursos internos de enfrentamento, permanecer ao lado da filha em seus últimos dias de vida e despedir-se.

Essa elaboração foi um elemento fundamental para que a família conseguisse retomar a vida. A elaboração do luto pela morte da filha foi trilhada em um caminho de ressignificação. A figura da filha permanecerá em sua vida, em seus pensamentos, em sua rotina diária – por essa ausência que ao mesmo tempo é tão presente e, acima de tudo, no afeto.

Estudos futuros que considerem a perspectiva de famílias, que vivenciaram a experiência de cuidados paliativos pediátricos, podem aprimorar os conhecimentos sobre o assunto e proporcionar *insights* sobre necessidades essenciais que precisam ser consideradas nesses cuidados.

> *"Não há sujeito da morte. Mas há, efetivamente, um sujeito da dor, da agonia, da passagem, sujeito mutilado sem domínio de si (sujeito da perda)."*
>
> GINETTE RAIMBAULT

CONSIDERAÇÕES FINAIS

A sensibilidade da equipe de saúde envolvida no tratamento oncológico da criança é fundamental para a tentativa de suprir as necessidades integrais do paciente e da família e também para oferecer uma assistência com qualidade.

Cada criança e sua família constituem um mundo diferente, permeado por crenças e modos de enfrentamento únicos. Cada sistema familiar possui a sua própria maneira de lidar com o adoecimento e com os momentos nos quais os sintomas físicos e psicológicos tornam-se mais proeminentes. Por isso, é essencial considerar as necessidades globais de cada paciente.

Nos momentos de maior sofrimento humano a família tende a se desorganizar, e o apoio dos profissionais de saúde é um pilar fundamental para que haja uma nova organização emocional e dos papéis desempenhados. Esses períodos são de extrema fragilidade e, por isso, receber o apoio integral da equipe possibilita que a segurança externa, a firmeza, a compreensão, o acolhimento e o respeito pelas vivências dolorosas proporcionem amparo no desamparo.

REFERÊNCIAS BIBLIOGRÁFICAS

1. Cezar VS, Castilho RK, Reys KZ, Rabin EG, Waterkemper R. Continuous education in palliative care: an action research proposal. J Res Fundam Care. 2019;11:324-32.
2. Snaman J, McCarthy S, Wiener L, Wolfe J. Pediatric palliative care in oncology. Journal of Clinical Oncology. 2020;38(9):954-62.
3. World Health Organization. WHO definition of palliative care for children 2017. Disponível em: http://www.who.int/cancer/palliative/ definition/en/; acessado em: 11 de outubro de 2020.
4. Saad R, Kurdahi LB, Yazbick-Dumit N, Irani C, Muwakkit S. Paediatric oncology providers' perspectives on early integration of paediatric palliative care. Int J Palliat Nurs. 2020;26(3):100-9.
5. NICE. End of life care for infants, children and young people with life-limiting conditions: planning and management. NICE guideline: short version. Draft for consultation, 2016. Disponível em: https://www.nice.org.uk/ guidance/ GID- CGWAVE0730/ documents/ short- version- ofdraft-guideline; acessado em: 20 de outubro de 2020.
6. Constantinou G, Garcia R, Cook E, Randhawa G. Children's Unmet palliative care needs: a scoping review of parent's perspective. BMJ Supportive & Palliative Care. 2019;9:439-50.
7. Mack JW, McFatrich M, Withycombe JS, Maurer SH, Jacobs SS, Lin L et al. Agreement Between Child Self-report and Caregiver-Proxy Report for Symptoms and Functioning of Children Undergoing Cancer Treatment. JAMA Pediatr. 2020;24:e202861.
8. Zanatta F, Maffoni M, Giardini A. Resilience in palliative healthcare professionals: a systematic review. Support Care Cancer. 2020;28:971-8.
9. Verri ER, Bitencourt NAS, Oliveira JAS, Santos RJ, Marques HS, Porto MA et al. Profissionais de enfermagem: compreensão sobre cuidados paliativos pediátricos. Revista de enfermagem da Universidade Federal de Pernambuco. 2019;13(1):126-36.
10. INCA – Instituto Nacional de Câncer [on-line]. (2019) Tipos de câncer: Câncer infantojuvenil Disponível em: https://www.inca.gov.br/tipos-de-cancer/cancer-infantojuvenil; acessado em: 10 de outubro de 2020.

11. Kaufmann U, Wallis H. Psychosocial support of children with cancer. Monogr Pediatr. 1986;18:128-35.
12. Perina E, Ciccone AO. A vida por um fio: luto no adoecimento pelo câncer. In: Casellato G. Luto por perdas não legitimadas na atualidade. 1.ed. São Paulo: Summus; 2020. pp.120-43.
13. Simon R. O complexo tanatolítico justificando medidas de psicologia preventiva para estudantes de medicina. Boletim de Psiquiatria. 1971;4(4):113-5.
14. Kübler-Ross E. Sobre a morte e o morrer. 8.ed. São Paulo: Martins Fontes; 2005.
15. Beker E. A negação da morte. Rio de Janeiro: Nova Fronteira; 1976.
16. Cheng BT, Wangmo T. Palliative care utilization in hospitalized children with cancer. Pediatr Blood Cancer. 2020;67:e28013.
17. Guedes AKC, Pedrosa APA, Osório MO, Pedrosa TF. Palliative care in pediatric oncology: perspectives of health professionals. Rev SBPH. 2019;22(2):128-48.
18. Remedi PP, Mello DF, Menossi MJ, Lima RAG. Palliative care to adolescents with cancer: a literature review. Rev Bras Enferm. 2009;62(1):107-12.
19. Taylor MR, Barton KS, Kingsley JM, Heunis J, Rosenberg AR. Defining a "good death" in pediatric oncology: a mixed methods study of healthcare providers Children. 2020;7(8):86. Disponível em: https://doi.org/10.3390/children7080086; acessado em: 20 de outrubro de 2020.

CAPÍTULO 6

Psicologia, cuidados paliativos e velhice

Caio Henrique Vianna Baptista

"... Quando a idade chegar não deixe transparecer rancor

Se a pele enrugar, sorria, são rugas de amor!

A natureza lhe dará certeza que o tempo passou..."

REALIDADE – FUNDO DE QUINTAL

INTRODUÇÃO

Sabe-se que a pirâmide etária dos estudos populacionais vem se invertendo. Vivemos em uma nova era, em que a velhice saiu do campo das projeções e se tornou presente no dia a dia, nos mercados, nas farmácias, no turismo, nos programas de TV, na política e nos mais diversificados lugares e instituições. A velhice e suas facetas vêm tomando forma, espaço e voz. A longevidade – palavra que designa a passagem do tempo para os corpos humanos – se tornou não só presente, mas também "urgente", demandando novos olhares do mundo, das políticas e da sociedade. Envelhecer não é mais "novidade"!

A urgência da velhice se mostra em diversos aspectos; entre eles, os que mais se destacam são a saúde e a qualidade de vida dos idosos. Essa urgência vem lançando luz sobre as necessidades desses sujeitos com os seus 70, 80, 90 e mais anos, assim como para aqueles que os cercam – seus familiares e círculo social – que, por sua vez, não estavam preparados para lidar com o prolongamento da vida de seus entes queridos e com todas as demandas desencadeadas pela velhice.

A ONU (Organização das Nações Unidas) afirma que o número de pessoas com mais de 65 anos – dados anteriores ao fenômeno da pandemia pelo novo coronavírus (a Covid-19) – era de 129 milhões no ano de 1950, e que no ano de 2020 teria a possibilidade de atingir a marca de 422 milhões de idosos, podendo, em 2100, chegar a 2,5 bilhões de pessoas que atingiriam a etapa de vida da velhice.[1]

Diante desse dado, podemos pensar que as demandas de idosos tendem a se tornar, cada dia mais, ponto de atenção da população geral, pois estas poderão se relacionar à vida social, entretenimento, saúde física, saúde emocional, espiritualidade, cuidado com cuidadores e familiares, formação profissional, entre outras que serão cada vez mais presentes e notórias. Com o aumento da população idosa e com as demandas que se mostraram mais sensíveis e passíveis de análise, cabe destacar aquela que se fará presente na vida desses sujeitos: o envelhecimento e sua consequente aproximação da morte.

Ainda possuímos visões pouco funcionais acerca da questão da morte na velhice. Por vezes, faz-se possível idealizar a morte do idoso pautada nas ideias socialmente construídas, das quais lançamos mão em uma tentativa de elaborar o processo de separação causado pela morte desse sujeito que envelheceu.

Diferentemente do que costumamos imaginar, morrer na velhice traz consigo a necessidade de revisão de crenças, de valores e de caminhada de vida, não só daquele que nos dispusemos a cuidar, mas também de todos que se propõem a trabalhar com pessoas idosas, seus familiares e cuidadores.

É importante pensar que o envelhecimento é uma etapa de vida heterogênea e que a morte na velhice se dará da maneira como o sujeito se constituiu ao longo dos anos, refletindo sobre os laços que ele construiu com aqueles que o cercaram e com as possíveis particularidades técnicas e socioemocionais daqueles que se dispuseram a cuidar dele até o momento da morte.

O presente capítulo tem, como seu maior intuito, propiciar a reflexão acerca da morte do idoso, levando em consideração o manejo com esse paciente, em especial, e com seus familiares, bem como diante de questões técnicas que poderão emergir na relação com os profissionais paliativistas.

Esse texto não deve limitar o pensamento do profissional paliativista diante do sujeito que envelhece e que se encontra mais perto de seus momentos finais, e sim promover a reflexão sobre as práticas e ferramentas para atuar diante de um ser repleto de histórias, atravessado por um tempo, por culturas e por significados ímpares e complexos.

O PSIQUISMO, "AS MORTES" E A VELHICE

Goldfarb,[2] ao trazer o pensamento acerca do psiquismo na etapa de vida da velhice, revela que o sujeito que envelhece pode introjetar as imagens sociais que foram construídas com o passar do tempo, e que muitas delas trazem consigo a ideia da velhice diretamente atrelada à doença, à incapacidade, à inutilidade e às impossibilidades.

Com o passar do tempo, o idoso passou de "sábio" e de "fonte de conhecimento" para o sujeito que ocupa o lugar da "decrepitude", da "demência" e da "fragilidade". Essas ideias sobre o envelhecer encontram-se diretamente amalgamadas ao surgimento das novas tecnologias e à ideia construída de que o "belo" e o "novo" teriam mais importância do que aquilo que foi atingido pelo tempo. E esses aspectos não são uma particularidade daqueles que vivenciam a juventude e que se veem diante do idoso, mas também algo a que os próprios idosos aderem em suas vidas quando se deparam com um evento que os remete à passagem do tempo: os eventos de vida da velhice.[2]

Esses eventos dizem respeito a situações e objetos sociais que podem trazer a ideia de que o "tempo passou" para o sujeito em seu psiquismo. Entre eles, podemos destacar alguns, como: o adoecimento, a aposentadoria, a viuvez, a avosidade e, principalmente, a morte ou a proximidade dela.[2]

Podemos entender que a morte nem sempre diz respeito à iminência da morte do corpo físico que o idoso adoecido pode vir a experimentar, mas ela também chama a atenção para as mortes presentes no seu cotidiano, para a morte da imagem corporal há tempos estruturada e organizada ou para a morte do *status social*, por exemplo. O morrer na velhice pode acontecer nas mais diversificadas instâncias, tendo em vista que a passagem do tempo traz consigo uma série de perdas, fazendo com que esse sujeito se veja exposto diretamente aos seus maiores receios, ao processo de enlutamento e à iminência de extinção de sua própria história.

O vivenciar da morte na velhice é algo constante com o qual o idoso deve permanentemente se deparar. Por ser uma etapa de vida permeada por mais perdas do que ganhos, essa exposição se torna mais frequente e – a depender da estrutura interna do idoso – essas perdas podem assumir múltiplas facetas, sendo percebidas, absorvidas e elaboradas de maneiras distintas.

Ao falar sobre a estrutura interna do campo emocional do idoso, Bianchi[3] nos traz a noção de tempo cronológico e psicológico. Esses tempos ajudam a pensar que o tempo cronológico e o psicológico se coadunam. O tempo cronológico diz respeito àquele tempo que passa em termos de horas, dias, meses e anos; pode ser pensado como o tempo externo ao sujeito que recebe informações e situações com as quais o tempo psicológico precisará lidar. O tempo cronológico pode ser descrito como o "tempo das situações ou dos acontecimentos".

Já o tempo psicológico envolve uma noção de tempo "atemporal". Ele é o tempo que transita nas estruturas psíquicas do sujeito, aparecendo, reaparecendo e desaparecendo de acordo com a capacidade do sujeito de acessar os acontecimentos de sua vida e elaborá-los conforme as suas possibilidades. O autor traz a noção do inconsciente atemporal, onde ficam depositadas vivências que não foram passíveis de elaboração e que ajudam a determinar comportamentos e reações diante de situações advindas do tempo cronológico, externo. O ego, por sua vez, seria visto como o grande mediador entre os "tempos" que afetam o sujeito desde sua tenra infância até a velhice.[3]

Diante disso, pode-se pensar que o sujeito que envelhece não está aquém de outros cuja faixa etária seja diferente, e, ao introjetar imagens e concepções negativistas atreladas à velhice, o idoso acaba por se "encaixar" em um espaço que não lhe pertence: o espaço da velhice perdida de sua própria história e distante do sujeito que levou tempo (ou tempos) para se constituir como tal.

A morte, do ponto de vista físico ou do encerramento de ciclos provenientes dos eventos de vida da velhice, pode ser pensada por todos os sujeitos em todos os momentos de vida; no entanto, na velhice, ela pode ser percebida com maior facilidade pelo idoso, pois os eventos de vida tendem a mostrar as vulnerabilidades e fragilidades, tanto no corpo físico como no corpo simbólico, pelo fato de que muitos desses eventos envolvem algum tipo de perda que, por sua vez, exige do idoso a resiliência necessária para investir em novos objetos.

Contudo, a velhice não é feita apenas de perdas. Ela pode ser uma etapa de "reconciliação" com o passado, pois, nesta, o sujeito pode se deparar com novas possibilidades e valer-se do movimento de reparação para envolver-se em novas propostas ou redirecionar projetos existenciais antes pouco visados em virtude da vida de trabalho ou de preocupações próprias de faixas etárias anteriores.

O IDOSO E O CUIDADO PALIATIVO

Por vezes, é comum pensarmos no idoso como alguém que se vê mais preparado diante das "mortes" que poderá vivenciar. A morte do corpo físico é frequentemente naturalizada no meio social quando ouvimos frases como: "Já viveu muito, precisa descansar!" ou "está muito velhinho, não sei se vai aguentar passar por isso...".

Em nossa sociedade, a velhice esteve, por muito tempo, "de mãos dadas com a morte". Claramente, "após a velhice", nos depararemos com a realidade do morrer e da morte, no entanto, essa fase não deve ser considerada uma etapa "pré-morte", em que a pessoa apenas "esperaria" pelo momento fatídico.

A partir desse princípio, podemos pensar na atuação dos cuidados paliativos voltados para as pessoas idosas.

Historicamente, os cuidados paliativos foram se desenvolvendo e transformando suas concepções e abrangência. Sabe-se que a prática se iniciou pensando nas pessoas que se encontravam a pouco tempo da possibilidade de morte (pacientes terminais ou com doenças oncológicas em estágio avançado ou em estágio demencial também avançado, por exemplo). No entanto, a prática foi se desenvolvendo e mostrando que pacientes com as mais diversas doenças e comorbidades poderiam se beneficiar de ações paliativas quando diante de doenças sem perspectivas de cura, indicando que o cuidado paliativo se transformou em uma ciência, filosofia e prática que primam pela vida do paciente, mesmo quando esta se encontra em seus momentos finais.[4]

Na atualidade, os cuidados paliativos estão comprometidos com a qualidade de vida dos pacientes, independentemente do tempo que estes poderão viver, bem como com a saúde emocional e espiritual destes e de seus cuidadores e familiares.

Do ponto de vista histórico, percebemos o avanço das ciências do envelhecimento. A gerontologia propicia um cuidado integral ao paciente idoso, de forma adequada às necessidades dessa população e de maneira singular, partindo do princípio da interdisciplinaridade, de modo a promover uma melhor comunicação entre todos os envolvidos nos cuidados direcionados a esses pacientes, assim como os cuidados paliativos que, por sua vez, exploram questões bioéticas importantes para a assistência ao idoso até seus últimos dias de vida.[4]

Diante disso, podemos pensar que não se faz possível o cuidado paliativo voltado ao idoso sem conhecimentos gerontológicos específicos. Apesar de percebermos a complementaridade entre os cuidados paliativos e a gerontologia, nem sempre pacientes idosos se beneficiam de cuidados prestados por profissionais com essa formação e conhecimento.

O paciente idoso traz consigo uma história, uma crença e um modelo de vida únicos. Por vezes, as avaliações geriátrica e gerontológica podem ser consideradas o "divisor de águas" para a prestação dos cuidados paliativos adequados para esse paciente.

De acordo com Lustosa,[5] ao falar sobre o atendimento psicológico voltado ao paciente idoso no ambiente hospitalar, chama-se a atenção para a necessidade do respeito ao corpo, à história e às necessidades desse paciente. O idoso é um sujeito permeado por acontecimentos e, diante do adoecimento, demonstra a necessidade da escuta atenta, a fim de validar e compreender os sentimentos acerca do momento do adoecimento, tratamento e, no caso, a hospitalização.

O paciente idoso pode apresentar dúvidas sobre seu diagnóstico e tratamento. Estas devem ser compreendidas, e uma averiguação das reais necessidades de entendimento delas por parte dos idosos também deve ser realizada.[5]

O manejo das demandas emocionais de pacientes idosos deve levar em conta o quanto o paciente deseja saber sobre seu diagnóstico e prognóstico, assim como a avaliação de sua cognição, a fim de compreender o grau de entendimento sobre o que poderá ser vivenciado por ele a partir do momento da inserção da equipe de cuidados paliativos em diante.

Algumas intervenções podem ser potencialmente importantes para ajudar o paciente idoso em cuidados paliativos a lidar com o declínio de sua funcionalidade, com o avanço da doença e/ou diante da limitação das medidas terapêuticas curativas.

QUADRO 1 Intervenções possíveis

1. A escuta ativa
2. Remanejamento de projetos existenciais na velhice
3. Compreensão e validação dos aspectos espirituais frente à morte e ao envelhecimento
4. Manejo da relação idoso-família e compreensão da dinâmica familiar
5. Promoção de práticas psicogerontológicas junto à equipe multidisciplinar e à família

A escuta ativa

O paciente idoso, em especial, pode se valer dessa intervenção. Conforme já mencionado, o paciente idoso pode ser visto como um ser complexo pelo fato de ser permeado por muitas histórias de vida e pelas perdas que lhe foram impostas com o passar do tempo. O sujeito que envelhece e se vê diante da morte pode necessitar de alguém que o escute e permita a expressão de seus sentimentos.

Simonetti,[6] ao falar sobre a necessidade de escutar por parte do profissional de psicologia no hospital, revela a importância de se manter a escuta àqueles que apresentam essa necessidade. Para ele, a doença é uma realidade que atravessa a vida do sujeito "sem pedir licença", ocasionando uma série de perdas e adiamentos de planos já traçados. Diante disso, grande parte da função do profissional que se propõe a atender o idoso reside na capacidade de se colocar inteiramente disponível para escutar e, quando possível, conduzir o atendimento a fim de possibilitar, ainda mais, a fala e a expressão dos sentimentos.

Por mais que o paciente idoso consiga perceber as novas nuances de seu corpo e, até mesmo, as limitações impostas pela senescência (ou senilidade), o real da doença nem sempre é imaginado ou cogitado pelo paciente idoso. Adoecer dói mesmo em uma etapa de vida em que imaginamos estar "preparados" para as perdas possíveis.

Diante disso, percebemos a escuta ativa como ferramenta fundamental daquele que se propõe a trabalhar com idosos em cuidados paliativos. Essa escuta permitirá ao idoso a expressão de seus sentimentos, concepções sobre o seu diagnóstico e prognóstico, revisão de vida e o pensar sobre os planos futuros – sejam eles de curto ou médio prazos.

Remanejamento de projetos existenciais na velhice

A velhice não deixa, em nenhum momento, de ser uma fase repleta de desejos e planos. O envelhecer não pode ser visto como sinônimo de desinvestimento, pois, mesmo velhos, seguimos como sujeitos desejantes, com ambições e projetos.[7]

Diante disso, é possível notar que a vinda da doença ou do declínio próprio do envelhecimento tem a possibilidade de afetar, sobremaneira, os projetos de vida já traçados. Por mais que os projetos e planos fossem de curto prazo, por exemplo, faz-se importante pensar que um novo real atingiu aquele idoso, não permitindo que aquilo que queria/desejava se desse naquele momento em especial. O redirecionamento de novos projetos existenciais deve envolver a capacidade cognitiva e funcional do idoso atendido, bem como a preservação de sua autonomia para que novas escolhas sejam feitas diante dos planos que poderão não se concretizar.

Parte do redirecionamento desses projetos se dá, em um primeiro momento, no acompanhamento do processo de enlutamento do paciente, e, posteriormente, na avaliação das possibilidades frente ao planejado, ou seja, aquele plano traçado tem possibilidade de ocorrer de formas diferentes? Quais seriam as possibilidades diante da nova realidade que se impõe? Qual ou quais seriam as ferramentas necessárias para alcançar, pelo menos parcialmente, o que fora desejado?

Já na impossibilidade de realização daquele projeto existencial, vale questionar quais seriam as fontes possíveis de investimento naquele momento de vida, e cabe à equipe verificar as possibilidades de execução junto ao paciente, família e, em alguns casos, junto à instituição onde o paciente se encontra.

Compreensão e validação dos aspectos espirituais frente à morte e ao envelhecimento

Sabe-se que, no envelhecimento, a procura pelo suporte religioso ou espiritual pode ser mais comum. A vinda da velhice e a percepção da existência dela no corpo e no psiquismo podem fazer com que o sujeito idoso estimule, com mais frequência, a sua espiritualidade.[8]

A espiritualidade se diferencia da religiosidade pelo fato de que a primeira diz respeito à maneira como cada pessoa acessa aquilo que é sagrado, que é transcendente para si, considerando a maneira de pensar sobre a vida e a existência com ferramentas subjetivas que podem, ou não, sofrer influência da religiosidade. Já a religiosidade apresenta um caráter menos dinâmico, mas não menos importante, respeitando regras, hábitos e/ou crenças de determinada religião. Em linhas gerais, poderia ser vista como uma forma de acesso à espiritualidade, ressaltando que tem repercussões importantes no meio cultural, social e de formação moral dos indivíduos até – em muitos casos – o fim de suas vidas.

Diante disso, podemos pensar que a saúde espiritual do idoso é um ponto importante de avaliação e estimulação por parte dos profissionais de saúde. A função da espiritualidade e da religião para ele pode ser fundamental, pois pode ajudar a atribuir significados às situações, principalmente diante da possibilidade de morte, além do fato de exercer efeito sobre os cuidadores e a equipe de saúde quando estes se deparam com o idoso que possui recursos de enfrentamento pautados nelas.

A avaliação desses aspectos pode se dar por meio de escalas específicas, como a anamnese espiritual, em que o profissional pode questionar sobre o percurso religioso e espiritual do paciente, possibilitando, mesmo na avaliação, a reflexão sobre o sagrado e os aspectos relacionados à vida e ao fim de vida.

Ao adentrar nas questões religiosas ou espirituais do paciente idoso, o profissional deve respeitar essas crenças, pois estas são fundantes para a maneira como o sujeito enxerga a sua existência. Embates nesse sentido, além de não recomendados, podem ser, sobremaneira, incômodos para o paciente, família e equipe, podendo, até mesmo, danificar o vínculo entre profissional de saúde-paciente-família.[9]

Manejo da relação idoso-família e compreensão da dinâmica familiar

A família do paciente idoso não é apenas um ponto de atenção, mas também um fator fundamental para o tratamento e cuidado que deverão ser prestados a ele quando em cuidados paliativos.

A família, para esse paciente, exerce uma função fundamental no psiquismo e na vida social deste. Ela pode ser vista – quando pensamos em uma relação que se deu de maneira adequada e funcional com o passar do tempo – como um legado do idoso. A família reflete a passagem do tempo e mostra ao idoso seus "acertos" ou "erros" e qualidade da transmissão intergeracional de hábitos, costumes e cultura intrafamiliar.[10]

É possível notar que, quando a família exerce sua função de maneira continente e afetiva, as repercussões emocionais frente à possibilidade de morte podem se dar de maneira menos dolorosa. Nesse sentido, o acolhimento prestado pela família deve não só ser incentivado, mas trabalhado pelos profissionais paliativistas, desde a instauração do processo de luto antecipatório até os momentos finais do paciente.[5]

Os familiares do idoso, diante da possibilidade do fim da vida do paciente, podem apresentar sintomas relacionados a depressão, ansiedade e estresse, além da sensação de impotência que, por sua vez, pode se mostrar paralisante e afetar diretamente o cuidado prestado ao idoso e o autocuidado do familiar.

Os conflitos familiares também podem aparecer durante os processos de adoecimento e morte do paciente. Parte do "prezar pela qualidade de vida" do paciente e de seus familiares também reside no fato de que se faz necessária a mediação desses conflitos e a avaliação da necessidade de encaminhamento para atendimento psicoterápico dos familiares em questão.

A seguir, é possível encontrar tópicos de atenção para a promoção de uma avaliação diante de familiares de idosos em cuidados paliativos (Quadro 2).

QUADRO 2 Tópicos de atenção com familiares de idosos em cuidados paliativos

1.	Compreensão da história prévia daquele familiar em especial com o paciente idoso
2.	Qualidade do vínculo emocional estabelecido com o idoso
3.	Qualidade do cuidado prestado ao paciente e a si mesmo; e dos recursos emocionais frente à possibilidade de morte do paciente
4.	Conflitos familiares vigentes (ou que surgiram diante do prognóstico do paciente)
5.	Verificação da qualidade da comunicação do familiar com o paciente e com os demais integrantes da equipe

As intervenções que poderão ser promovidas com os familiares dos pacientes devem levar em conta as particularidades das relações estabelecidas entre o núcleo familiar e o idoso. Nesse sentido, é importante destacar que a família constitui uma "personalidade familiar" própria e que o atendimento deve prezar pela verificação da linguagem utilizada pelos membros e – sempre – respeitando a cultura intrafamiliar, os limites impostos pelos membros e a história construída por eles com o passar do tempo.

Promoção de práticas psicogerontológicas junto à equipe multidisciplinar e à família

Antes de abordar a temática das práticas psicogerontológicas nos cuidados de idosos junto à família e à equipe, é necessário evidenciar as necessidades que esta última pode apresentar.

A equipe nem sempre tem conhecimento sobre as necessidades reais de idosos. A velhice é algo que tange aos psiquismos de todos os envolvidos, inclusive aos dos integrantes da equipe. A velhice pode suscitar angústias e reações disfuncionais na equipe, fazendo com que esta "perca a mão" em suas intervenções, e que "excessos" e "faltas" nos cuidados venham a ocorrer, por exemplo, a decisão por muitas medidas invasivas e até o fato de poderem negligenciar as necessidades físicas, espirituais, sociais e psicológicas do idoso em cuidados paliativos.

Nesse sentido, a educação gerontológica contínua e a terapia grupal da equipe podem se mostrar como intervenções/ferramentas importantes a fim de evitar os possíveis eventos indesejados citados.

Quanto às práticas psicogerontológicas, estas se caracterizam como um campo de conhecimento interdisciplinar que trata dos aspectos psicossociais do envelhecimento. Essas práticas podem ser desempenhadas pelos membros da equipe entre si e direcionadas aos familiares, a fim de promover melhores cuidados à saúde social e emocional de pacientes idosos.

Trata-se da transmissão de informações pertinentes às questões sociais, emocionais, espirituais e cognitivas de idosos com o intuito de instrumentalizar os envolvidos e aprimorar os cuidados dispendidos aos pacientes idosos. Essas práticas – que apresentam um caráter psicoeducacional importante – podem ser de grande valia para a promoção de cuidados dos pacientes idosos em cuidados paliativos, em que poderão ser abordadas reações comuns de idosos enlutados, aspectos sobre a depressão e ansiedade na velhice ou a evolução de um quadro demencial, por exemplo.[11]

As práticas psicogerontológicas também exercem efeito terapêutico na equipe e na família, pois, ao conhecerem melhor as questões emocionais que envolvem pacientes idosos, família e equipe poderão se apropriar de maneira mais adequada dos cuidados, o que, por sua vez, tende a gerar maior sensação de controle, segurança e de bem-estar emocional.[11]

CONSIDERAÇÕES FINAIS

A reflexão sobre as práticas em cuidados paliativos com idosos tem se mostrado um tema inesgotável e cada vez mais complexo. A velhice é uma fase de vida repleta de experiências que se dão em todos os campos envolvidos (familiares, equipe e comunidade), demandando rearranjos e adaptações constantes.

Diante disso, é possível concluir que múltiplas velhices aparecerão e exigirão rearranjos por parte dos profissionais que, por sua vez, necessitarão de um olhar menos estereotipado e mais real para as demandas desses idosos em constante movimento e assim permanecerá até o último dia de suas vidas.

Por fim, é válido pensar também que, ao cuidar de um paciente idoso, independentemente do momento da vida em que ele se encontre (em termos de funcionalidade, diagnóstico, prognóstico, condição clínica etc.), é necessário pensar que os cuidados, a escuta e o acolhimento deverão ser direcionados não a um corpo mais frágil, com rugas e necessidades, e sim a um sujeito detentor de uma grande história, complexo por natureza e fascinante pelo tempo percorrido.

REFERÊNCIAS BIBLIOGRÁFICAS

1. United Nations, Department of Economic and Social Affairs, Population Division (2019). World Population Prospects 2019. Disponível em: https://population.un.org/wpp2019/; acessado em: 2 de setembro de 2021.
2. Goldfarb DC. Corpo, Tempo e Envelhecimento. São Paulo: Casa do Psicólogo; 1997.
3. Bianchi H. O Eu e o Tempo: Psicanálise do Tempo e do Envelhecimento. São Paulo: Casa do Psicólogo; 1993.
4. Pessini L, Bertachini L. Novas perspectivas em cuidados paliativos: ética, geriatria, gerontologia, comunicação e espiritualidade. Rev. O Mundo da Saúde - São Paulo, ano 29, out./dez. 2005; 29(4):491-509.
5. Lustosa MA. Atendimento ao paciente idoso. Rev. SBPH. Dez. 2007;10(2):7-11.
6. Simonetti A. Manual de Psicologia Hospitalar: O mapa da doença. São Paulo: Casa do Psicólogo; 2011.
7. Ferreira HG, Barham EJ. Relações sociais, saúde e bem-estar na velhice. In: Freitas EV, Py L. Tratado de Geriatria e Gerontologia. 4.ed. Rio de Janeiro: Guanabara Koogan; 2016.
8. Vecchia RD, Ruiz T, Bocchi SCM, Corrente JE. Qualidade de Vida na Terceira Idade: um conceito subjetivo. Rev. Brasileira de Epidemiologia. 2005;8(3):246-52.
9. Koenig H. Espiritualidade no Cuidado com o Paciente. São Paulo: Fé Editora; 2005.
10. Carter B, McGoldrick M. As mudanças no ciclo de vida familiar: uma estrutura para a terapia familiar. In: Carter B, McGoldrick M et al. As mudanças no ciclo de vida familiar: uma estrutura para a terapia familiar. 2.ed. Porto Alegre: Artmed; 1995.
11. Araujo ENP. Práticas Psicogerontológicas nos cuidados de idosos. Curitiba: Juruá; 2012.

CAPÍTULO 7

O olhar da enfermagem no cuidado ao paciente em cuidados paliativos

Alexandre Ernesto Silva
Patrícia Peres de Oliveira
Thalyta Cristina Mansano Schlosser

INTRODUÇÃO

A ciência dos cuidados paliativos dá ênfase à qualidade de vida em detrimento da quantidade; em comunicação e conectividade em vez de isolamento; e em um paradigma de pessoa inteira sobre um modelo biomédico. Essas considerações são particularmente relevantes nos casos em que a cura não é possível e o foco predominante é a melhoria da experiência de vida dos pacientes e familiares.[1]

Segundo a Organização Mundial da Saúde (OMS), dos 50 milhões de mortes por ano no mundo, 34 milhões são por doenças crônico-degenerativas incuráveis. No Brasil, há 1 milhão de óbitos por ano e 650 mil desse total são doenças crônicas. Aproximadamente 70% desses óbitos ocorreram em setores de terapia intensiva, e esse grupo é composto principalmente por idosos. Dados de um estudo realizado na Atenção Primária à Saúde (APS), após avaliar 238 pacientes, 73 necessitavam de cuidados paliativos, sendo: 27% com quadro demencial, 26% com alterações cerebrovasculares, 12% alterações de musculatura, 11% outras alterações neurológicas, 10% com insuficiência cardíaca, 8% câncer, 3% insuficiência renal, 1% com hepatopatia e 1% doença pulmonar obstrutiva crônica.[2]

Pesquisadores sugerem que a carga global de sofrimento grave relacionado à saúde se intensificará em aproximadamente 87% nos próximos 40 anos.[4] A OMS pontua que o tratamento paliativo deve ocorrer de forma mais imediata possível, para que haja bem-estar com controle de sintomas e, assim, poderá haver mais dias de vida sem sofrimento.[1-3]

Os cuidados paliativos imediatos incluem a gestão da dor e dos sintomas, comunicação centrada no paciente, estabelecimento de metas de assistência ao paciente, além de alinhamento desses objetivos com o plano de tratamento, comunicação e apoio familiar, cuidados de fim de vida qualificados e compassivos, bem como a garantia de que os padrões éticos sejam obedecidos em todos os momentos.[4]

A legislação que regulamenta o exercício da profissão do enfermeiro no Brasil, a fim de que todos os procedimentos sejam realizados de maneira legal e ética, passou a considerar a profissão responsável pelo alívio do sofrimento, cuidado à pessoa, família e coletividade (Resolução do Conselho Federal de Enfermagem – Cofen n. 564/2017); e o Cofen publicou a Resolução n. 570/2018, que atualiza os procedimentos para registro de títulos de pós-graduação concedidos a enfermeiros e lista as especialidades, incluindo enfermagem em cuidados paliativos, indo ao encontro de várias organizações e iniciativas lideradas por especialistas que pedem o acesso universal aos cuidados paliativos como um direito humano, que deve ser integrado ao longo de sistemas de saúde, áreas de especialidade e em todos os níveis em conjunto com tratamentos curativos, quando apropriado.[1,3]

A ATUAÇÃO DO ENFERMEIRO NOS CUIDADOS PALIATIVOS

O profissional da enfermagem deve prestar assistência com qualidade no nascer, viver, morrer e luto do paciente e seus familiares. Em casos de pacientes em cuidados paliativos, em parceria com a equipe multiprofissional, oferecer todos os cuidados disponíveis para assegurar o conforto e o bem-estar físico, psíquico, social e espiritual, respeitando a vontade da pessoa ou de seu representante legal.[2]

Os enfermeiros são os respondentes da linha de frente, sempre combinando habilidade, prática baseada em evidências, integridade ética, conhecimento tecnológico, resistência e compaixão.[4]

Defensores multidisciplinares observaram o papel essencial dos enfermeiros em alcançar o acesso universal aos cuidados paliativos, alinhando-se com as agendas globais de saúde, elevando o perfil e o *status* dos enfermeiros, além da adaptação do ensino de enfermagem às necessidades práticas dos ambientes clínicos e de apoiar os enfermeiros como membros da equipe interdisciplinar para garantir os serviços de cuidados paliativos. A acessibilidade aos cuidados paliativos é um imperativo ético e humanístico para aliviar o sofrimento humano durante o processo saúde-doença.[2,4]

Para promover de forma sustentável ambientes nos quais os cuidados paliativos podem ser holísticos, de alta qualidade e prestados de forma consistente, os enfermeiros que trabalham em ambientes de cuidados complexos, como terapias intensivas e oncologia, ou seja, com maior exposição ao sofrimento, precisam cuidar de si próprios. O autocuidado dos profissionais de enfermagem e ambientes de trabalho acolhedores são fatores críticos na prestação de cuidado seguro ao paciente.[2]

O Center to Advance Palliative Care tem defendido a expansão do uso de cuidados paliativos nas últimas duas décadas e fornece extensos recursos e ferramentas em seu *site*. Alguns recursos são apenas para membros, mas muitos são gratuitos. Os recursos incluem protocolos de gerenciamento de sintomas, cartões de bolso, ferramentas de equipe, estratégias de construção de resiliência e recursos de apoio ao paciente e à família.[4]

Enfermeiros, o maior grupo da força de trabalho em saúde, são reconhecidos como a espinha dorsal do sistema de saúde. Podem contribuir muito, não apenas para os clientes de cuidados paliativos, mas também para o sistema de saúde em geral. Fornecem cuidados e apoio aos pacientes e seus familiares ao longo da trajetória da doença. Estavam presentes quando os clientes estavam saudáveis (ações de promoção de saúde), doentes, em deterioração da saúde e morrendo, e também ao lado da família, durante o processo saúde-doença e o período de luto.[5]

Na APS e nos ambulatórios, os enfermeiros trabalham na linha de frente e orquestram os cuidados paliativos, trabalhando com as comunidades para aumentar a conscientização dos usuários sobre o tema da morte e o morrer, ou seja, pessoas capazes de apoiar moribundos em casa. De acordo com o International Council of Nurses dos Estados Unidos da América (EUA), cuidados paliativos são conduzidos por enfermeiros com habilidade para a tomada de decisão e liderança; colaboram com várias partes interessadas, como pacientes, famílias, profissionais de saúde e assistência social, bem como gestores, formuladores de políticas e planejamento para promover os cuidados paliativos.[6]

Em uma época de necessidades crescentes de cuidados paliativos, os enfermeiros estão em uma posição central para apoiar uma gestão global do movimento para o avanço dos cuidados paliativos para todos. Apesar das contribuições notáveis dos profissionais enfermeiros para o sistema de saúde, vários desafios os aguardam. Estratégias responsivas adequadas para superar esses desafios resultariam em um florescimento para a enfermagem em cuidados paliativos. Três recomendações estratégicas principais para esse fim são primordiais: investimento na educação de enfermagem em cuidados paliativos, fortalecimento das práticas baseadas em evidências e expansão das funções dos enfermeiros na APS com capacitação e auxílio de enfermeiros paliativistas.[5-6]

A educação em cuidados paliativos é recomendada como uma das estratégias de saúde pública mais importantes para o desenvolvimento dos cuidados paliativos em todo o mundo. A OMS recomenda que os enfermeiros que atuam na APS possuam competências básicas em cuidados paliativos e sejam capazes de fornecer cuidados paliativos imediatos aos seus clientes.[5]

Apesar da crescente pesquisa sobre intervenções de cuidados paliativos, as evidências de alta qualidade são limitadas, particularmente em ambientes com poucos recursos. Estudos de pesquisa de intervenção sólida são necessários para avançar o desenvolvimento do conhecimento em relação à enfermagem em cuidados paliativos. Além disso, é evidente que avaliar os cuidados de enfermagem em cuidados paliativos é um desafio em virtude da falta de instrumentos objetivos e da complexidade das medidas relativas à qualidade desses cuidados.[7]

Ressalta-se que os cuidados paliativos no nível de APS são desafiadores. Vários estudos identificaram barreiras para os cuidados paliativos no atendimento domiciliar, como a complexidade das condições crônicas, falta de capacitação dos profissionais, comunicação deficiente e coordenação de cuidados, acessibilidade limitada a equipamentos, número insuficiente de recursos humanos, serviços e medicamentos, além de restrições de tempo. Essas barreiras levam à assistência fragmentada e, consequentemente, resultam em necessidades não atendidas entre os pacientes e os cuidadores familiares.[5]

Destaca-se que o impacto de sintomas na vida diária do paciente deve ser avaliado diariamente pelo enfermeiro, visto que os cuidados paliativos consideram, além dos sintomas, o conforto do próprio paciente e de seus familiares/cuidadores durante o estado de doença que ameaça a vida e as intervenções efetivas de cuidados, permitindo, assim, o direcionamento da atuação da equipe multiprofissional.[8-9] Para a indicação de pacientes elegíveis para cuidados paliativos, a maioria dos pesquisadores utiliza escalas de grau de capacidade funcional.

AVALIAÇÃO E USO DE ESCALAS EM CUIDADOS PALIATIVOS

O Center to Advance Palliative Care (CAPC), nos EUA, sugere aos hospitais a utilização da escala de triagem *Palliative Care Screening Tool* (PCST). O uso dessa escala tem como objetivo avaliar os pacientes por meio de critérios predefinidos e considera a necessidade ou não de se empregar cuidados paliativos.[8]

Essa escala inclui quatro critérios de avaliação: doença de base, doenças associadas, condição funcional e condições pessoais dos pacientes, com a seguinte graduação: até 2 pontos, não há indicação de cuidados paliativos; 3 pontos, o paciente fica em observação clínica; maior ou igual a 4 pontos, considerar cuidados paliativos. Essa graduação tem a finalidade de identificar a necessidade ou não desses cuidados para os pacientes avaliados.[10-12] Ressalta-se que não foram encontradas evidências de validação dessa escala no Brasil.

Outra escala muito utilizada em cuidados paliativos é a *Palliative Performance Scale* (PPS), escala utilizada pela Victoria Hospice Society, no Canadá, e adotada pela Associação Nacional de Cuidados Paliativos (ANCP) no Brasil. Ela avalia o estado funcional do paciente, por meio de cinco dimensões: deambulação;

atividade e evidência de doença; autocuidado; ingestão e nível de consciência. Seu escore varia de 10 a 100%, e, quanto mais alto o escore, melhor o estado funcional do paciente.[12]

Estudo recente utilizou ambas as escalas e, após a avaliação da capacidade funcional dos pacientes pela PPS, foi utilizada a PCST, que permitiu uma avaliação quanto à indicação dos CP, por meio de critérios definidos de doenças de base, doenças associadas, funcionalidade e aspectos pessoais do paciente. Os resultados apresentados pela PCST: 42 (95,5%) pacientes foram considerados elegíveis para os cuidados paliativos, e dois (4,5%) ficaram em observação clínica.[11]

Além das escalas referidas, existem as escalas multidimensionais, usadas para uma avaliação mais complexa, e a que mais se destaca em cuidados paliativos é a *Edmonton Symptom Assessment System* (ESAS). Criada em 1991, no Canadá, para auxiliar na detecção e monitoramento de sintomas em pacientes com câncer em cuidados paliativos.[8]

Esse instrumento foi desenvolvido em um programa de cuidados paliativos no Hospital Geral de Edmonton, e sua primeira versão trouxe como forma de avaliação a combinação de oito sintomas físicos e psicológicos, sendo estes: *pain* (dor), *activity* (atividade), *nausea* (náusea), *depression* (depressão), *anxiety* (ansiedade), *drowsiness* (sonolência), *appetite* (apetite) e *wellbeing* (bem-estar); posteriormente, acrescentou-se *shortness of breath* (falta de ar).[8-9]

A ESAS mostrou-se um instrumento fácil de ser preenchido e simples para uso dos pacientes, mesmo com algumas limitações. Como forma de aperfeiçoamento, em 2010, a ESAS sofreu algumas modificações que facilitaram o entendimento dos pacientes, sendo nomeada de ESAS-r. Esta nova versão trouxe mudanças nas definições das terminologias, no tempo especificado da avaliação dos sintomas, na ordem e na estrutura da escala, sendo validada no Brasil.[14]

Outra vertente importante a ser abordada pelos enfermeiros paliativistas é o processo de morte e morrer, com ênfase em ser um processo natural da vida e que, portanto, precisa ser trabalhado com os pacientes e seus familiares/acompanhantes, a fim de que sejam implementadas estratégias para reduzir a vulnerabilidade ao luto patológico. Para isso, é fundamental que os enfermeiros paliativistas conheçam e saibam intervir nas fases do luto, sendo elas: negação, revolta, depressão, negociação e aceitação, com a finalidade de oferecer um suporte adequado para o binômio paciente-família, seguindo os princípios da humanização e da bioética.[1]

Oferecer os cuidados adequados e saber tomar as melhores decisões para o paciente e os familiares a cada fase do processo saúde-doença, promovendo bem-estar e alívio do sofrimento, possibilitam a preservação e a restauração da dignidade humana.[1,3]

Para auxiliar no processo de tomada de decisão do enfermeiro são múltiplas as opções, e é preciso sempre levar em conta a escala que mais se apropria ao contexto e traz maior impacto para se alterarem resultados no cuidado, melhorando, assim, o bem-estar da pessoa elegível aos cuidados paliativos e dos seus cuidadores.

PRINCIPAIS SINTOMAS E MANEJO EM PACIENTES EM FASE FINAL DE VIDA: FADIGA, SONO, TOSSE, NÁUSEA E VÔMITO, PRURIDO E DOR

Os cuidados paliativos têm entre seus objetivos o manejo de sintomas e, a fim de que isso ocorra, os profissionais da equipe multidisciplinar, incluindo o enfermeiro, precisam avaliar criteriosamente o paciente, o que permitirá a identificação, discussão das descobertas clínicas e definição de como será realizado o manejo desses sintomas.[1,3]

Em virtude dos efeitos dos tratamentos, da implicação fisiológica e funcional dessas pessoas, além de influências de aspectos psicossociais e espirituais, estas exibem sintomas expressivos que as levam a experiências negativas de sofrimento, como fadiga, alterações no sono, dispneia e tosse, náusea e vômito, prurido e dor, que serão detalhados a seguir.[1]

Fadiga e sono

Na prática clínica há a necessidade do uso da enfermagem baseada em evidências, e as escalas validadas em cuidados paliativos trazem essa linguagem uniformizada. Observam-se alguns *clusters* de sintomas nesses pacientes e discorre-se sobre fadiga, dor, qualidade do sono e impactos na vida diária. Um estudo recente evidenciou, na escala de sintomas em pacientes em cuidados paliativos, os domínios mais afetados como dor (52,38%) e fadiga (42,86%).[10,14]

A fadiga constitui um dos sintomas mais frequentes nos pacientes em cuidados paliativos, descrita entre 50 e 90%, impactando diretamente a qualidade de vida. Trata-se de um sintoma geralmente persistente por longos períodos que não melhora por completo com o sono, não é proporcional às atividades realizadas pelo paciente e prejudica o seu funcionamento adequado, sendo um sintoma de difícil tratamento.[1,13]

A fadiga compromete as atividades da vida diária, podendo limitá-las e ocasionar prejuízos à qualidade de vida. Fadiga pode ser definida como "uma sensação física desagradável, com sintomas cognitivos e emocionais, descritos como cansaço, que não é aliviado com o emprego de estratégias usuais de restauração da energia. A fadiga varia em duração e intensidade e reduz em diferentes graus a habilidade para desenvolver as atividades da vida diária", conforme é revelado em estudo no qual foram analisados os instrumentos comumente utilizados na literatura internacional.[13]

A boa qualidade do sono é necessária para uma vida saudável e produtiva. Embora a privação do sono seja comum na sociedade atual, os potenciais efeitos adversos que isso pode acarretar ainda não foram totalmente elucidados. Estudos experimentais demonstraram que esses efeitos podem ser: o aumento da circulação de citocinas inflamatórias, a ativação do sistema nervoso simpático e a hipertensão, evidenciando, em longo prazo, a associação entre o sono e a saúde.[5,10]

O sono é um processo fisiológico cíclico que, alternando-se com a vigília, constitui o ciclo vigília/sono. No ser humano, o sono noturno é constituído por quatro estágios fundamentais, que se diferenciam de acordo com o padrão do eletroencefalograma (EEG) e a presença ou não de movimentos oculares rápidos (conhecidos pela sigla REM, do inglês *rapid eye movements*), além de mudanças em diversas variáveis fisiológicas, como o tônus muscular, a temperatura corporal e o padrão cardiorrespiratório. Quando o indivíduo adormece, o EEG passa a mostrar ondas cerebrais progressivamente mais lentas, com o aprofundamento do chamado sono sincronizado (também conhecido como NREM, em virtude da ausência dos movimentos oculares rápidos). Inicia-se o sono noturno pelo estágio I do sono sincronizado, seguindo-se o estágio II, e após instala-se o sono de ondas lentas (anteriormente chamado de estágios III e IV), o qual constitui o estágio mais profundo. Depois de aproximadamente 90 minutos, acontece o primeiro episódio de sono paradoxal ou REM. Completa-se, então, o primeiro ciclo de sono sincronizado, e o sono noturno vai se repetir cerca de cinco vezes em uma noite, resultando em uma arquitetura característica.[10]

O ciclo vigília/sono está estreitamente associado ao funcionamento dos sistemas neuroendócrino e imunológico, sendo estes alterados em pacientes em cuidados paliativos. Em condições de normalidade, há uma redistribuição dos linfócitos circulantes e um aumento em alguns aspectos da imunidade celular. Assim, uma única noite mal dormida faz com que haja uma supressão temporária da atividade de células *natural killer* e da imunidade celular.[5,10]

Sendo assim, estudo recente aponta para a associação entre fadiga, dor e sono de má qualidade em pacientes com câncer, destacando a necessidade de avaliá-los e tratá-los em conjunto, e não isoladamente.[13]

Portanto, conforme foi discorrido nesses itens mencionados, existe uma forte associação entre distúrbios do sono, fadiga e cuidados paliativos.[13] No entanto, ressalta-se a necessidade de ampliação dos dados já existentes, em especial no que se refere aos componentes específicos da qualidade do sono, além de uma abordagem mais detalhada dos seus distúrbios e análises de *cluster* de sintomas para melhoria da qualidade de vida e conforto do paciente em cuidados paliativos.

Dispneia e tosse

A dispneia é uma experiência subjetiva de desconforto respiratório, frequentemente descrita como sufocante, asfixia ou sensação de que "o ar não chega".[1,3] A definição mais utilizada de dispneia é a da American Thoracic Society (ATS): "experiência subjetiva de desconforto respiratório que consiste em sensações qualitativamente distintas, variáveis na sua intensidade e que resultam da interação entre múltiplos fatores fisiológicos, psicológicos, sociais e espirituais, podendo induzir respostas secundárias de nível fisiológico ou comportamental".[2]

A dispneia é um sintoma importante e comum em todo o mundo, afetando pacientes com uma variedade de doenças malignas e não malignas. Causa considerável sofrimento aos pacientes e suas famílias e um custo significativo para os sistemas de saúde. A melhor prática no tratamento da dispneia consiste em intervenções farmacológicas e não farmacológicas, conforme evidenciado por ensaios clínicos randomizados de serviços multidisciplinares de suporte à dispneia. Além de fornecer evidências para a integração dos cuidados paliativos precoces aos serviços respiratórios, eles revelaram que o sofrimento do paciente decorrente da dispneia pode ser significativamente reduzido e melhores resultados podem ser alcançados a um custo menor do que o tratamento padrão.[2] Quanto mais precoce a dispneia for identificada, melhores são as oportunidades de se reverter a causa. O manejo desse sintoma depende da fase em que se encontra a doença, todavia, pauta-se na mudança das causas reversíveis, tratamento farmacológico ou sintomático.[1]

Em relação à tosse, pode ser classificada em aguda (menos de três semanas), podendo ser causada por pneumonia, crise de insuficiência cardíaca congestiva; e em crônica (mais que oito semanas), a qual pode ter causas cancerígenas, exposição a irritantes, asma, refluxo gastroesofágico e doença pulmonar obstrutiva crônica.[1]

A supressão da tosse é diferenciada em casos de tosse seca e em casos de tosse produtiva noturna e/ou irritante em pacientes com doença terminal. Os antitussígenos mais eficientes são os opioides, tendo a codeína com meia-vida média e a metadona com meia-vida mais longa. Já os mucolíticos são benéficos para pacientes com tosse seca.[1]

As principais intervenções/ações de enfermagem para o paciente em cuidados paliativos com dispneia e tosse são:

- Posicionar para reduzir o trabalho respiratório, decúbito elevado a 45°.
- Ofertar oxigênio e administrar medicamentos conforme prescrição.
- Realizar treino da tosse eficaz assistida.

- Monitorar oxigenação e respiração: frequência respiratória, saturação de oxigênio.
- Oferecer apoio psíquico, social e espiritual por meio de atenção e escuta ativa.
- Auxiliar o paciente em suas atividades para que se esforce pouco e mantenha repouso.
- Considerar a necessidade de adoção de estilos de vida saudáveis.
- Promover a gestão da ansiedade da pessoa/cuidador/família, com exploração do significado da dispneia para a pessoa, doença e expectativa de vida.
- Orientar exercícios de relaxamento e visualização, além da musicoterapia.
- Educar para a autogestão do regime terapêutico.
- Referenciar para outros serviços/profissionais de saúde: unidade da dor, reabilitação funcional e respiratória e saúde mental.

Náuseas e vômitos

As náuseas e os vômitos são importantes fatores que intervêm de forma negativa no bem-estar dos pacientes, além de reduzir a adesão ao tratamento. As causas mais comuns são as gastrointestinais, que, no contexto de cuidados paliativos, os medicamentos, como opioides e aspirina, são os principais. Além disso, a demora do esvaziamento gástrico, cuja causa seja constipação ou estresse, pode ser causadora das náuseas e vômitos. Por fim, a terapia antineoplásica pode ser uma causa, apresentando-se de três formas: aguda (uma a duas horas após o tratamento, resposta individual), tardia (início após 24 horas do tratamento, origem desconhecida) e antecipatória.[1]

Os vômitos por longo período e de ampla intensidade podem gerar desidratação, a qual precisa ser rapidamente corrigida por reidratação venosa. Já para as náuseas, deve-se tirar o fator predisponente, se houver. Em casos de vômitos e náuseas causadas por quimioterapia (NVIQ), existem diretrizes específicas que orientam o uso de antagonistas dos receptores de serotonina e corticoides.[1] As principais intervenções/ações de enfermagem para náuseas e vômitos são: manter cabeceira a 45° e lateralizar a cabeça do paciente em caso de vômito; avaliar o sintoma por meio da escala numérica que varia de 0 a 10, onde 0 representa ausência de náusea e 10 náusea insuportável; administrar medicamentos prescritos; oferecer alimentos à temperatura ambiente ou mais frios, evitando alimentos com odores fortes, como peixes e carnes vermelhas, evitar alimentos muito condimentados e utilizar terapias não farmacológicas, como terapia de imaginação dirigida, música, entre outros.

Prurido

O prurido pode ocorrer de forma branda ou moderada e transitória, além de intensa e constante. As causas são variadas, passando por causas hepáticas e biliares, drogas, doenças infecciosas, além das entidades malignas. As principais drogas relacionadas com o prurido são os opioides, ácido acetilsalicílico, cocaína, entre outros. Infecções como HIV e sífilis em seu estágio final também são causadoras.[1] As principais intervenções/ações de enfermagem em relação ao prurido são:[6] realizar exame físico da pele; orientar banho em água morna; utilizar cremes emolientes após banho e administrar medicamentos prescritos para o sintoma.

Dor

A dor é o sintoma mais comum e importante do progresso do câncer e o principal estressor para os pacientes e suas famílias.[6] A etiologia da dor do câncer é multifatorial e resulta de dano ao tecido ou dos efeitos colaterais de tratamentos de câncer, como radioterapia, terapia antineoplásica ou cirurgia.[1,6] A metástase e o envolvimento de outras partes do corpo trazem diferentes tipos de dor ao paciente e, dependendo do nível de progresso da doença e dos tratamentos, há necessidade de modificações nas abordagens de alívio da dor.[6]

Na maioria dos casos, a gravidade da dor oncológica varia de moderada a grave e estima-se que 70 a 80% dos pacientes com câncer avançado sofrem dores intensas. Em geral, 50 a 70% dos pacientes com câncer experimentam diferentes níveis de dor, enquanto apenas metade deles recebe tratamentos paliativos adequados.[6]

À medida que a doença progride e quando os tratamentos se tornam ineficazes, o alívio da dor torna-se o objetivo principal. Na verdade, nos estágios finais, o alívio da dor torna-se o foco principal dos cuidados prestados ao paciente. Do ponto de vista do paciente e dos cuidadores familiares, o manejo da dor é mais do que um mero monitoramento da dor e seguir as instruções terapêuticas e paliativas para que englobem as bases da vida desses pacientes e de seus cuidadores. Na verdade, a avaliação e o manejo da dor são os maiores desafios para os pacientes com câncer e suas famílias.[6]

O controle da dor precisa basear-se nos princípios estabelecidos pela Organização Mundial da Saúde (OMS), que são: tratar preferencialmente a causa da dor oncológica; escolher o analgésico de acordo com a intensidade da dor; utilizar métodos farmacológicos e não farmacológicos; priorizar a via de acesso oral; administrar medicamentos em horário fixo.[1]

As principais intervenções/ações de enfermagem para dor estão descritas no Quadro 1.

QUADRO 1 Principais intervenções/ações de enfermagem para os pacientes com dor

Utilizar instrumentos de autoavaliação	Escala das faces Revista Escala de avaliação numérica Escala qualitativa Escala de avaliação de sintomas de Edmonton Inventário resumido da dor
Utilizar instrumentos de heteroavaliação	Avaliação da dor na demência avançada Escala do observador
Avaliar as características da dor oncológica	Intensidade Frequência Tipo de dor (somática, visceral, neuropática ou mista) Localização e/ou presença de irradiação Duração da dor e padrão de dor Fatores de alívio e de exacerbação Resposta ao esquema analgésico atual e de resgate Existência de outros sintomas associados Interferência nas atividades de vida diárias
Avaliar estado psicoemocional	Grau de preocupação com a doença Grau de ansiedade Diagnóstico prévio de depressão e/ou distúrbios de personalidade Presença de ideação suicida Presença de preocupações espirituais
Propor tratamento não farmacológico da dor	Inclusão da pessoa significativa no plano terapêutico Apoio psicoemocional Aconselhamento/educação para a autogestão da saúde/educação para a saúde *Follow-up* telefônico Boletim informativo, com esquema analgésico Técnicas de relaxamento e imagem guiada Hipnose Massagem terapêutica, aplicação de calor/quente Musicoterapia Gestão da adesão terapêutica

CONSIDERAÇÕES FINAIS

Pautando-se na equipe multidisciplinar, os enfermeiros são os profissionais cujo contato com o paciente é intenso, tornando-se, dessa maneira, primordiais na assistência, a qual deve fundar-se no conhecimento do histórico do paciente, abarcando o contexto em que se encontra inserido, as necessidades, os medos, as angústias, os sofrimentos e os sentimentos. A atenção necessária também deve ser voltada para os familiares, que precisam ser vistos como colaboradores e possuem suas necessidades, dificuldades e anseios.

Destarte, os enfermeiros desempenham um papel profundo nos cuidados paliativos. As altas demandas por cuidados paliativos no futuro exigem que tomemos medidas proativas, construindo capacidades necessárias entre os futuros enfermeiros por meio da educação em enfermagem paliativa, adaptando estudos de pesquisa rigorosos para expandir o conhecimento sobre cuidados paliativos, bem como a incorporação de práticas baseadas em evidências na assistência de enfermagem e a expansão da função dos enfermeiros na APS, que são recomendados para o avanço dos cuidados paliativos.

REFERÊNCIAS BIBLIOGRÁFICAS

1. Silva AE, Sacchi DM, Vieira JPR, Campos MAJ. Cuidados Paliativos. In: Rodrigues AB, Silva MR, Aguiar IMF, Oliveira PP, Chagas SSM et al. Guia da enfermagem: rotinas, práticas e cuidados fundamentados. 3.ed. São Paulo: Érica; 2020.
2. Senderovich H, Yendamuri A. Management of Breathlessness in Palliative Care: Inhalers and Dyspnea – A Literature Review. Rambam Maimonides Medical Journal. 2019;10(1):1-7.
3. Silva BS, Medeiros-Lima Júnior JR, Santos JA, Pereira CDS, Lima AHS. Avaliação da qualidade de vida de pacientes oncológicos em cuidados paliativos. Revista Brasileira de Cancerologia. 2020;66(3):e-121122.
4. Rosa WE, Ferrell BR, Wiencek C. Increasing critical care nurse engagement of palliative care during the COVID-19 pandemic. Critical Care Nurse. 2020;40(6):e28 36.
5. Nilmanat K. Editorial: a way forward for palliative care nursing. Pacific Rim International Journal of Nursing Research. 2019;23(2):101-5.
6. Ramos AFN, Tavares APM, Mendonça SMS. Controle da dor e dispneia de pacientes com câncer no serviço de urgência: resultados da intervenção de enfermagem. Rev. dor. 2017;18(2):166-72.
7. The Lancet. Palliative care and the COVID-19 pandemic [Editorial]. Lancet. 2020;395(10231):1168.
8. Aguiar DS, Pinheiro IM. Multidimensional instruments validated in Brazil for pain evaluation in the elderly: narrative review. BRJP. São Paulo. 2019;(2)3:289-92.
9. Kolankiewicz ACB, Magnago TSBS, Dullius AIS, Domenico EBL. Association of demographic, economic and clinical variables in daily activities and symptoms presented by patients in cancer treatment. Can Oncol Nurs J. 2017;27(4):365-74.
10. Lange T, Born J. The immune recovery function of sleep – Tracked by neutrophil counts. Brain, Behavior, and Immunity. 2011;(25):14-5.
11. Leite AC. Characterization of patients eligible for palliative care in hospital admission units of a university hospital. Revista de Pesquisa: Cuidado é Fundamental Online. 2020;(12):710-5.
12. Maciel MGS, Carvalho RT. Palliative performance scale. Versão 2. Tradução brasileira para língua portuguesa. 2009; São Paulo. Disponível em: https://victoriahospice.org/wp-content/uploads/2019/07/pps_-_portuguese_brazilian_-_sample.pdf; acessado em: 20 de setembro de 2021.
13. Mendes LC, Barichello E. Intervenções no manejo da fadiga e qualidade de vida em pacientes em quimioterapia: estudo de revisão. Cogitare Enferm. 2019;24:e61790.
14. Monteiro DR, Almeida MA, Kruse MH. Tradução e adaptação transcultural do instrumento Edmonton Symptom Assessment System para uso em cuidados paliativos. Revista Gaúcha de Enfermagem. 2013;34(2):163-71.
15. Radbruch L, Knaul MF, Lima L, Joncheere C, Bhadelia A. The key role of palliative care in response to the COVID-19 tsunami of suffering. Lancet. 2020;395(10235):1467-9.

Relevantes questões que emergem na prática hospitalar – experiência com a equipe de saúde em cuidados paliativos

Gabriela Gomes Laureano
Anali Póvoas Orico Vilaça
Elisa Maria Parahyba Campos

INTRODUÇÃO

A assistência em cuidados paliativos (CP) requer um importante trabalho em equipe, visando à melhora da qualidade de vida do indivíduo e possibilitando o olhar para a pessoa que está doente e não somente para a doença. As evidências internacionais sugerem o melhor funcionamento do tratamento paliativo por meio de uma equipe multidisciplinar.[1]

Ao cuidar do indivíduo que adoece, é fundamental a boa comunicação da equipe de saúde com o paciente e seus familiares, para oferecer suporte e transmitir as informações necessárias nesse momento tão desafiador e marcante na vida da pessoa.[2] Observa-se que uma comunicação aberta entre paciente e profissional, com segurança, confiança e parceria, beneficia diferentes aspectos, como o controle dos sintomas e o tempo de internação.[3]

À medida que a progressão da patologia agrava o sofrimento físico e os tratamentos disponíveis para a doença se tornam escassos, a medicina ainda pode fazer muito pelo indivíduo que adoeceu.[4] Serão discutidos a seguir importantes temas que surgiram ao longo da experiência clínica e hospitalar das autoras com pacientes em cuidados paliativos e seus familiares. Pretende-se abordar a importância da equipe interdisciplinar, a complexidade do tratamento paliativo e as possibilidades de transformação de vida, mesmo diante de uma situação de intenso sofrimento.

ESPECIFICIDADES DO TRATAMENTO EM CUIDADOS PALIATIVOS EM PACIENTE JOVEM ADULTO

É comum encontrar equipes de saúde formadas por indivíduos jovens, na faixa etária dos 20 aos 40 anos, que estão atravessando intensas jornadas de trabalho, vivenciando o momento de dedicação à carreira (muitas vezes residindo distante de seus familiares), realização de sonhos pessoais, conquistas materiais, entre outros, e que, com frequência, estão cobrando de si mesmos o cumprimento de expectativas pessoais, familiares e sociais.

Observa-se que a internação de um indivíduo jovem demanda especificidades e preparo psicológico de toda a equipe multidisciplinar, em especial quando a doença coloca em risco a vida do paciente e indica uma progressiva piora no quadro clínico. O momento de angústia decorrente do adoecer propicia a reflexão sobre os sonhos em potencial a serem realizados pelo jovem adulto e pode ser considerado um elemento gerador de inquietação e ansiedade em toda a equipe que se identifica com esse paciente. A identificação pode ocorrer em consequência da idade adjacente do paciente com os membros da equipe ou pelo relato da história do paciente ser um agente provocador de memórias e lembranças nos profissionais. Os membros da equipe podem vivenciar dificuldade de aceitação do prognóstico de tratamento paliativo para aquele doente e indagar questões existenciais.

Esse campo delicado inclusive para o psicólogo que integra a equipe pode, por exemplo, ser observado quando os profissionais insistem no tratamento curativo, realizando procedimentos invasivos, apresentam dificuldade para entrar em consenso ou então verbalizar as emoções por meio da fala, da expressão corporal e, esporádicas vezes, também por meio das lágrimas. O psiquiatra e psicanalista Dr. Avelino Luiz Rodrigues costuma dizer em suas aulas que "a incerteza caracteriza o viver", trabalhar na área da saúde é enfrentar os desafios repentinos de progressão das patologias de forma violenta, a surpreendente descoberta da gravidade do diagnóstico em paciente jovem e a aceitação de que não temos o controle de tudo.

A presença do psicólogo hospitalar pode representar um elemento acolhedor, facilitando a expressão dos sentimentos dos profissionais que fazem parte da equipe e, assim, propiciando a reflexão da melhor conduta a ser definida em conjunto com os pacientes e seus familiares. Alguns casos seguem uma trajetória inesperada que sensibiliza toda a equipe. Destacam-se a comum sensação de impotência dos profissionais envolvidos e a angústia para comunicar o redirecionamento do tratamento curativo para os cuidados paliativos exclusivos ao paciente e aos familiares.

O PSICÓLOGO HOSPITALAR COMO AGENTE PROPICIADOR DE ALENTO À EQUIPE DE SAÚDE

Comunicar um diagnóstico não consiste apenas em transmitir as informações, o ser humano possui a dinâmica de receber e elaborar experiências, e é por meio da linguagem verbal e não verbal que o diagnóstico é revelado.[5] A comunicação é sempre realizada pelo médico responsável pelo caso e pode ser beneficiada pela assistência integrada dos demais profissionais da equipe, como psicólogos e enfermeiros.

Durante a comunicação de más notícias é importante considerar a intersubjetividade do encontro paciente-profissional e o valor terapêutico que o diálogo possui;[5] por essa razão, um psicólogo presente na equipe pode oferecer escuta e acolhimento às emoções dos profissionais, além de organizar uma fala guiada para melhor compreensão do paciente no momento dessa comunicação.

O psicólogo atua como um agente propiciador do falar sobre a morte e da comum sensação de incapacidade da equipe, temas ainda muito delicados na prática profissional. No banco da literatura científica encontramos estudos que descrevem os desafios de comunicação que, particularmente, os cirurgiões apresentam nos casos em que seus pacientes necessitam de cuidados paliativos[6] e como as crenças e os costumes culturais dos profissionais sobre a morte e o morrer podem influir no processo de tratamento da doença.[7]

O protocolo SPIKES é o instrumento conhecido por auxiliar os profissionais da saúde a conduzir a comunicação de más notícias. O passo a passo de seis etapas considera a preparação do profissional e o respeito ao desejo do paciente de querer conhecer ou não a realidade de sua condição clínica e o tratamento proposto.[8]

A primeira etapa (**S**) chamada de *"setting up the interview"* é para o planejamento da entrevista, considerando o local a ser realizada, a maneira de falar e como responder as possíveis questões e reações que o paciente pode apresentar. A etapa 2 (**P**) *"perception"* destaca a avaliação da percepção do paciente quanto ao seu estado de saúde e a compreensão do tratamento proposto para alinhar as expectativas e corrigir desinformações. A etapa 3 (**I**) *"invitation"* considera o limite que o paciente impõe e o desejo de querer ou não mais informações naquele momento, o médico coloca-se à disposição para esclarecer dúvidas futuras e conversar com os familiares. A etapa 4 (**K**) chamada de *"knowledge"* destaca a linguagem adequada para melhor compreensão do paciente, a necessidade de passar as informações aos poucos e orienta quanto às frases que devem ser evitadas. A etapa 5 (**E**) *"emotions"* enfatiza a validação dos sentimentos e pensamentos do paciente, com respostas afetivas e empáticas dos profissionais, respeitando o tempo do indivíduo para acalmar-se e prosseguir com a comunicação. E, por fim, a etapa 6 (S) *"strategy and summary"* orienta a perguntar ao paciente se ele se sente pronto para discutir sobre a conduta terapêutica neste momento. O protocolo é usado como um instrumento auxiliador para revelar a verdade com compromisso, cuidado e oferecendo suporte ao ser humano que adoeceu.[8]

O PREPARO PSICOLÓGICO DA EQUIPE PARA LIDAR COM AS DIFERENTES REAÇÕES DIANTE DA COMUNICAÇÃO DE MÁS NOTÍCIAS E A IMPORTÂNCIA DA COMPREENSÃO DOS PROFISSIONAIS SOBRE O QUE É CUIDADO PALIATIVO

Para discutir essa temática tão relevante na prática clínica, será apresentado um fragmento de um caso clínico, no momento da comunicação do diagnóstico, que trouxe às autoras um significativo conhecimento profissional e pessoal.

O caso atendido ocorreu em um hospital universitário na cidade de São Paulo, onde um jovem de 22 anos recebeu o diagnóstico de câncer de fígado avançado. Após a comunicação, o paciente indagou a equipe na tentativa de traduzir o que estava sendo dito: *"Então, eu vou tomando remédio pra dor até morrer? Até tomar todo o meu corpo? Já estou com dificuldade para respirar... Quanto tempo eu tenho de vida? (sic)"*. Em face das dolorosas perguntas, o médico, além das devidas explicações sobre o seu caso, respondeu-lhe: *"Em cuidados paliativos você pode viver melhor o tempo que for para viver (sic)"* – essa fala empática do profissional facilitou a transmissão da mensagem ao paciente. O cuidado e o olhar atento para os aspectos clínicos, psicológicos, relacionais e espirituais são fundamentais nesse momento em que o paciente passa a questionar o seu tempo de vida e sua atenção se volta para a morte.

A possibilidade de morte anunciada, em virtude do diagnóstico de uma grave doença, pode servir como um gatilho para a reflexão sobre o sentido da vida e para o sentimento de angústia diante da possibilidade de talvez não ter tempo para viver tudo o que se deseja.[4]

A assistência em cuidados paliativos possui bases sólidas para melhorar a qualidade de vida do doente e o curso da doença, não acelerar nem adiar a morte, e oferecer um sistema de suporte que possibilite viver o mais ativamente possível. A partir do momento que os sintomas são controlados, há a possibilidade de o paciente se concentrar em suas necessidades, empenhar-se para resolver pendências e cuidar da adaptação de seus sonhos e prioridades nos diferentes âmbitos de sua vida.[9]

Trabalhar com a dignidade do paciente com ferramentas como a terapia da dignidade ou outras direcionadas a esse tema também pode auxiliar a amparar esse momento, atuando no resgate do reconhecimento do paciente como pessoa, um tratamento centralizado em quem é esse ser humano, do que gosta, como é sua vida e seus desejos para que seja possível ajudá-lo da melhor forma.[10] Assim, a psicologia contribui na elaboração da experiência, validando a vida ao paciente, podendo despertar a possibilidade de reparar a sensação de tempo perdido.

Ao mesmo tempo, a psicologia pode contribuir no auxílio da elaboração da experiência para a equipe de saúde, que também pode ser impactada indiretamente e enfrentar reflexões sobre a própria vida e a carreira.

A VALORIZAÇÃO DA VIDA

> *"O que separa o nascimento da morte é o tempo. Vida é o que fazemos dentro desse tempo; é a nossa experiência."*[4]

O trabalho em equipe pode auxiliar o paciente a refletir para adaptar seus planos a partir dos limites impostos pelo seu quadro clínico, proporcionar o aperfeiçoamento da capacidade de resiliência, desenvolvimento pessoal, identificação de potencialidade e o fortalecimento de recursos de enfrentamento após a situação-problema. Os planejamentos de vida do paciente, a princípio amplamente questionados, não estão arruinados e ainda há chance de serem adaptados à nova realidade.

As terapias que estimulam o senso de reflexão sobre o significado da vida e das situações inesperadas estão apresentando resultados positivos em relação à ansiedade da morte,[11] encorajando o autocontrole em relação às próprias decisões e escolhas, as resoluções e melhoras nos relacionamentos, a compreensão de sua própria identidade e a marca que quer deixar registrada em sua passagem na vida das pessoas que ama.

A RELAÇÃO COM AS CRENÇAS E A ESPIRITUALIDADE

A OMS ressalta a espiritualidade como parte da saúde, na literatura é possível encontrar inúmeras definições sobre o conceito de espiritualidade, uma delas é a busca e compreensão de um significado da vida que sustenta o relacionamento com si mesmo e com os outros.[12] A espiritualidade pode ser usada como recurso para dar sentido à experiência vivenciada e retirar dela um aprendizado. O paciente citado anteriormente transformou a experiência de dor e sofrimento em possibilidade de vida e realização, compreendeu a morte como um processo natural, como parte da vida. A família sofre impactos afetivos intensos durante essa vivência junto com o paciente,[13] então é importante destacar que a vida de um paciente interfere em inúmeras outras vidas. Portanto, a família também deve ser objeto de atenção e intervenção pela equipe de saúde.

A ciência comprova que incluir apoio psicológico, social e espiritual melhora a qualidade de vida do doente, esse é um dos benefícios dos cuidados paliativos.[14] O tratamento do câncer vem passando por uma mudança de paradigma, sendo focado não somente na doença, mas no paciente como pessoa, englobando todos os seus aspectos de vida,[15] o paciente é visto como um ser ativo em seu tratamento e as decisões são compartilhadas.

CONSIDERAÇÕES FINAIS

Inúmeros pesquisadores se esforçam para definir habilidades e técnicas que possam melhorar a intervenção da comunicação de más notícias. Na relação humana, inevitavelmente, o momento da comunicação engloba aspectos pessoais do próprio comunicador que esbarram com os medos e as incertezas do paciente que recebe a informação.

De que maneira o paciente e a família irão lidar com o viver a partir do diagnóstico de uma grave doença que coloca em risco a vida? Precisamos respeitar o momento de definição da conduta pela própria equipe, que muitas vezes reluta em aceitar um tratamento diferente daquele que possa modificar a doença.

Se ampliarmos nosso olhar, perceberemos que a escolha pelo estudo da medicina é muitas vezes acompanhada de uma aura romântica,[16] são necessários mais estudos e discussões sobre a morte e o morrer com os profissionais da saúde. Além disso, é preciso que a equipe saiba respeitar o momento de aceitação do paciente e de seus familiares. Partindo do ponto de vista que ao falar de cuidados paliativos estamos falando de vida e o que pode ser feito com ela – e não de morte –, é frequentemente nesse momento que nos damos conta da fragilidade da vida para todos, aqueles que estão saudáveis ou não. Esse espaço de interlocução pode ser usado para construção do que fazer com o tempo desse paciente, de como ele irá escolher sua nova forma de viver, apoiado por seus familiares e pela equipe, a partir dos limites que lhe são impostos. Afinal, quando perguntado ao doutor quanto tempo ainda lhe resta, quem ousa garantir essa resposta? Quanto tempo ainda resta ao paciente, ao médico, a nós? Há vida em pacientes sob cuidados paliativos.

REFERÊNCIAS BIBLIOGRÁFICAS

1. Fernando G, Hughes S. Team approaches in palliative care: a review of the literature. Int J Palliat Nurs. 2019;25(9):444-51. Disponível em: https://www.ncbi.nlm.nih.gov/pubmed/31585054; acessado em: 12 de dezembro de 2019.
2. Tong E, Lo C, Moura S, Antes K, Buchanan S, Kamtapersaud V et al. Development of a psychoeducational intervention for people affected by pancreatic cancer. Pilot Feasibility Stud. 2019;5(80). Disponível em: https://www.ncbi.nlm.nih.gov/pmc/articles/PMC6584982/; acessado em: 12 de dezembro de 2019.

3. Fendler TJ, Swetz KM, Allen LA. Team-based Palliative and End-of-life Care for Heart Failure. Heart Fail Clin. 2015;11(3):479-98. Disponível em: https://www.ncbi.nlm.nih.gov/pubmed/26142643; acessado em: 12 de dezembro de 2019.
4. Arantes ACQ. A morte é um dia que vale a pena viver. Rio de Janeiro: Casa da Palavra; 2016.
5. Tenembaum D. As principais tensões psicológicas presentes na prática assistencial hospitalar: uma pesquisa em psicologia hospitalar utilizando a hermenêutica psicanalítica. Curitiba: Appris; 2017.
6. Suwanabol PA, Reichstein AC, Suzer-Gurtekin ZT, Forman J, Silveira MJ, Mody L et al. Surgeons' perceived barriers to palliative and end-of-life care: a mixed methods study of a surgical society. J Palliat Med. 2018;21(6):780-8. Disponível em: https://www.ncbi.nlm.nih.gov/pubmed/29649396; acessado em: 8 de outubro de 2019.
7. Dillon BR, Healy MA, Lee CW, Reichstein AC, Silveira MJ, Morris AM et al. Surgeon perspectives regarding death and dying. J Palliat Med. 2019;22(2):132-7. Disponível em: https://www.ncbi.nlm.nih.gov/pubmed/30457430; acessado em: 9 de outubro de 2019.
8. Baile WF, Buckman R, Lenzi R, Glober G, Beale EA, Kudelka AP. SPIKES – a six-step protocol for delivering bad news: application to the patient with cancer. The Oncologist. 2000;5(4). Disponível em: http://theoncologist.alphamedpress.org/content/5/4/302.long; acessado em: 12 de outubro de 2019.
9. Carvalho RT, Parsons HA (orgs.). Manual de Cuidados Paliativos. 2.ed. São Paulo: Academia Nacional de Cuidados Paliativos (ANCP); 2012.
10. Meier EA, Naqvi JB, Xiao J, Montross LP. Conversations regarding personhood: use of the patient dignity question in an outpatient psycho-oncology clinic. J Palliat Med. 2019. Disponível em: https://www.ncbi.nlm.nih.gov/pubmed/31566477; acessado em: 8 de outubro de 2019.
11. Grossman CH, Brooker J, Michael N, Kissane D. Death anxiety interventions in patients with advanced câncer: a systematic review. Palliat Med. 2018;32(1):172-84. Disponível em: https://www.ncbi.nlm.nih.gov/pubmed/28786328; acessado em: 6 de outubro de 2019.
12. Rohde GE, Young T, Winstanley J, Arraras JI, Black K, Boyle F et al. Associations between sex, age and spiritual well-being scores on the EORTC QLQ-SWB32 for patients receiving palliative care for câncer: a further analysis of data from an international validation study. Eur J Cancer Care (Engl). 2019. Disponível em: https://www.ncbi.nlm.nih.gov/pubmed/31433533; acessado em: 7 de outubro de 2019.
13. Arrais RB, Campos EMP. A família como paciente no campo da psico-oncologia. In: Rodrigues, AL (eds.). Psicologia da saúde-hospitalar. Abordagem psicossomática. São Paulo: Manole; 2020. pp. 126-137.
14. Pochop L, Alexandrová R, Sláma O, Jurečková A, Světláková L, Bílek O et al. Oncology case report- when is the appropriate time to integrate palliative care. Kiln onkol. 2019;32(4):303-5. Disponível em: https://www.ncbi.nlm.nih.gov/pubmed/31426648; acessado em: 7 de outubro de 2019.
15. Steven B, Lange L, Schulz H, Bleich C. Views of psycho-oncologists, physicians and nurses on cancer care – a qualitative study. PLoS One. 2019;14(1). Disponível em: https://www.ncbi.nlm.nih.gov/pubmed/30650112; acessado em: 7 de outubro de 2019.
16. Baldassin S. Atendimento psicológico aos estudantes de medicina: técnica e ética. 1.ed. São Paulo: Edipro; 2012.

CAPÍTULO 9

A atuação do psicólogo em enfermaria de cuidados paliativos oncológicos

Fabiana Marthes Molli Caron

INTRODUÇÃO

Falar sobre a atuação do psicólogo dentro de uma enfermaria de cuidados paliativos, que presta assistência a pacientes com câncer que se encontram no final de suas vidas, é uma atuação peculiar, que envolve condutas e técnicas específicas, muito além de apenas "segurar na mão", bem como disponibilidade emocional do terapeuta, que adentra por um corredor já sabendo o final da história, sem saber como esse último capítulo será escrito/vivido. Adentrar por esse corredor, que leva a um caminho "sem volta", é atuar possibilitando que essa última trilha a ser percorrida seja significativa o suficiente para que o paciente sinta que caminhar valeu a pena, mesmo sendo este seu trajeto final.

Uma enfermaria de cuidados paliativos é onde se começa um tratamento, no local onde todos terminam. Ao admitir pacientes com a vida ceifada pelo câncer, defende-se uma prática em que cuidar é mais do que curar.

Na concepção de profissionais paliativistas, que acreditam no respeito à hora do fim como parte do respeito à própria vida, é nesse momento que a equipe de saúde pode fazer mais: garantir uma morte sem dor física (com sintomas controlados), sem dor psíquica/social e também valorizando a vivência espiritual de cada paciente e seu grupo familiar, estando este consciente (quando possível) e rodeado por quem ama. Nem antecipando a morte nem esticando a vida, mas garantindo que se viva até o fim com dignidade e respeito.

O tratamento chamado de "cuidados paliativos" surgiu na década de 1960 do século XX, por iniciativa da médica inglesa Cicely Saunders. Em 1967, ela criou o St. Christopher's Hospice, em Londres, para cuidar de doentes que não podiam ser curados. Cicely acreditava que "o sofrimento só é intolerável quando ninguém cuida". Dizia a seus pacientes: "Quero que você sinta que me importo pelo fato de você ser você, que me importo até o último momento de sua vida e que faremos tudo o que estiver ao nosso alcance, não somente para ajudá-lo a morrer em paz, mas também para você viver até o dia de sua morte".[1]

No início dos anos 1970, a psiquiatra Elizabeth Kübler-Ross, conhecida por descrever os estágios do processo de luto, levou Cicely e suas ideias para os Estados Unidos, onde o movimento ganhou força. Em 1990, a Organização Mundial da Saúde (OMS) recomendou a prática dos cuidados paliativos.[2]

Para o psicólogo que trabalha diariamente com pacientes em cuidados paliativos ou em fim de vida, deve estar claro que se trabalha com o presente, o que importa é o aqui e agora. Deve-se compreender que, dentro dessa enfermaria, a morte não pertence ao futuro e, muitas vezes, é preciso improvisar diante dos limites impostos pela doença.

Para cuidar na morte é preciso entender a singularidade da vida de cada um, o sentido que cada um dá para esse processo. Muitas vezes, não há como aplicar manuais, pois o que conforta e alivia alguns pode ser o que tortura outros. Por isso, trabalhar com o que está emergindo naquele momento, focando o que faz sentido para aquele paciente, é um dos pontos principais da atuação e do papel do psicólogo inserido nesse contexto.

Algo que sempre emerge e traz à tona uma angústia profunda e sofrimento por parte não só do paciente, mas também da família, deve ser trabalhado com foco em todos, lembrando que o psicólogo, que é atuante nesse cenário, sempre trabalha com uma importante tríade – o paciente, a família e a equipe. E que as decisões precisam ser compartilhadas, mas de forma genuína, já que o foco do processo é que o paciente tenha a melhor morte possível e o sofrimento seja amenizado para todos os envolvidos nesse processo, que será único, com cada paciente.

FOME DE COMIDA OU FOME DE AFETO?

A contribuição de um caso clínico

Um dos muitos exemplos desencadeantes de intensa angústia que permeiam quase todos que se aproximam do fim da vida, mobilizando todos os envolvidos, é a questão da alimentação. Como psicólogo, é sabido que o ato de comer está relacionado ao afeto, às nossas vivências infantis, afinal, o alimento é um dos pontos mais fortes de ligação entre a mãe e seu bebê nos momentos da amamentação. Conforme se vai crescendo, atribui-se afeto a eventos que envolvem a alimentação, como o almoço de domingo na casa dos avós, com aquela deliciosa macarronada, as festas de aniversário com bolo e brigadeiros, o Natal com peru e rabanadas, assim como os churrascos de finais de semana com os amigos.

Quando um paciente começa a entrar em seu processo de morte, ele não tem mais necessidade de se alimentar, não sente mais fome e fica totalmente inapetente. Então nos vemos envoltos na questão da angústia e sofrimento daquela família que, muitas vezes, faz todas as "receitas" que o paciente mais gosta e, do outro lado, a angústia e o sofrimento do paciente por ter que rejeitar o que já não lhe faz mais bem. Em muitos casos, o ato de se alimentar causa extremo desconforto no paciente, por ter, assim, que ainda lidar com a tristeza e impotência da família, ou então ter que comer e sentir todo o desconforto causado, em prol de minimizar a angústia e o sofrimento da família e, muitas vezes, até o da própria equipe.

Em contrapartida, tem-se também o outro lado da moeda. Recordo-me de um paciente com um câncer de estômago metastático e bem avançado, que acompanhei desde sua entrada, no centro de câncer em que eu atuava na época, para quimioterapia paliativa, até sua internação na enfermaria de oncologia/cuidados paliativos do hospital de retaguarda, onde prestávamos os cuidados de fim de vida aos nossos pacientes. O discurso que permeava a grande parte dos atendimentos desse paciente era o relato de que uma das coisas que mais "amava em sua vida era comer porcarias, como lanches, churrascos, pizzas" (sic). A família, naquele momento, até por um ato de "cuidado", mas também para aplacar sua própria angústia e impotência frente ao processo de luto antecipatório ali instalado, insistia em oferecer apenas sopas, arroz integral, legumes etc., que o paciente recusava e, quando se alimentava, acabava sentido imenso desconforto, evoluindo para vômitos e profundo sentimento de impotência e tristeza.

E como manejar essa história junto à equipe de cuidados?

Como psicóloga, juntamente com a nutricionista e o médico oncologista responsável, realizou-se uma reunião familiar, explicando todo o processo do organismo físico nesses momentos finais, dos mecanismos psíquicos envolvidos no ato de comer e o que comer, validando e acolhendo a angústia desses familiares, ao mesmo tempo validando o que o paciente desejava comer.

Foi combinado com a família que seria observado diariamente como todos se sentiriam em relação a essa tomada de decisão, focada nos desejos do paciente. Assim foi feito. O paciente comeu sua última pizza e seus lanches na enfermaria sem sentir dor, náuseas, nem vômitos, morrendo quatro dias depois.

A boa comunicação, ou seja, a comunicação interpessoal, envolve compreensão, percepção e transmissão de mensagens, por meio da linguagem verbal e não verbal. O psicólogo, nesse contexto, atua para alargar o canal de comunicação entre o paciente, seus familiares e a equipe multidisciplinar, para que se permita: identificar as necessidades do paciente e da família, visando a aumentar seu bem-estar; conhecer os temores e anseios do paciente, buscando oferecer medidas de apoio pautadas em seus valores culturais e espirituais; mediar oportunidades para que sejam tratados assuntos pendentes, como despedidas, agradecimentos e reconciliações; facilitar a relação entre profissional de saúde, paciente e familiares.[2]

O oferecimento de um sistema de suporte à família que facilite a compreensão do processo da doença, em todas as fases, visa a diminuir o impacto que os sintomas psicológicos do doente causam a ela.[3] Uma boa comunicação com a equipe de saúde e o máximo de informações sobre o tratamento e os cuidados específicos ao paciente são aspectos inclusos nesse sistema de suporte à família, oferecido pelo psicólogo que atua em cuidados paliativos, visto que a falta de informações sobre a condição do paciente é um dos fatores que causa maior estresse e desencadeia a ansiedade familiar.[4]

A LOGOTERAPIA E A PROPOSTA DE UMA FORMA MAIS HUMANA DE MORRER

A abordagem psicoterápica da Logoterapia, abordagem com foco no sentido da vida, conhecida também como Psicoterapia do Sentido da Vida, usa técnicas para promover a saúde mental e a manutenção desta, ou seja, o foco está na saúde e não na doença (seja ela qual for). Pode ser usada com o paciente pelo psicólogo durante todo o processo de cuidados paliativos, inclusive dentro da enfermaria, podendo promover um modo mais humano de morrer.

É importante salientar que, no caso dos cuidados paliativos, as intervenções psicológicas não têm intenção alguma de eliminar a enfermidade incurável, mas sim de promover a qualidade de vida restante, abordando a dor e o sofrimento a partir da experiência de cada paciente.

No caso de pacientes em fim de vida por câncer, os quais se encontram nas enfermarias, a "dor" pode ser entendida, muitas vezes, como algo que os faz reagir; e o sofrimento, como uma resposta ativa ante a sensação de dor. Ao assumir que a dor guarda uma relação simbólica com a morte, "com a possibilidade de sua chegada", essa consciência abrumadora pode desencadear um sofrimento existencial.[5]

O sofrimento relacionado com aquilo que ameaça a existência do homem exige intervenções e técnicas específicas. Muitos pacientes em cuidados paliativos acabam "morrendo antes da morte", já que mergulham na doença de forma tão profunda que não conseguem viver nada para além dela, instalando-se, assim, um grande sofrimento e vazio existencial.[6]

Algumas técnicas específicas propostas pela Logoterapia, por exemplo, a Derreflexão, têm como objetivo mobilizar a atenção do paciente, que está rigidamente preso ao alvo do "sintoma" que o faz sofrer – aqui no caso, o câncer em estágio avançado, deslocando essa atenção para algo pleno de significado que o paciente viveu em sua existência, minimizando, assim, a importância do evento em si, naquele aqui e agora, e quebrando-se o circuito fechado descrito, melhorando o sofrimento mental e também físico.[7]

Nesse quesito, a Logoterapia pode evidenciar para o paciente em cuidados paliativos que ele não pode fazer nada contra o câncer, mas sim com o câncer, fazendo com que identifique que ele não teve opção em escolher ter ou não o câncer, mas que ele pode escolher a forma como quer viver essa última etapa de sua vida.

Já na técnica da Apelação, faz-se com que o paciente se volte para a sua parte sadia, fazendo-o refletir que ali ainda se encontram muitos feitos do seu eu, e isso tende a ressaltar os sentimentos que em geral estão adormecidos e comprometidos no universo interior do paciente. A Apelação é precisamente o recurso técnico que permite o reavivamento da riqueza sentimental e afetiva do paciente em estado de sofrimento e vazio existencial.[8]

Cita-se aqui *A Lição Final*, título do livro do professor americano Randy Pausch, morto por câncer de pâncreas aos 46 anos, no final de julho de 2008. Para ele, morrer era um fracasso, lutar contra o tumor e não vencê-lo o colocaria em um lugar inaceitável para a sociedade e para si mesmo: o transformaria em um perdedor.[9] Pausch superou esse impasse ao transformar o fim de sua vida em um *case* de sucesso. Ele não pôde vencer o câncer, mas, naquilo que pôde fazer com o câncer, que era essencial para ele e para a sociedade em que vivia, vencera.

Atuar na enfermaria de cuidados paliativos, muitas vezes com o pouco tempo que se tem, podendo usar técnicas que possibilitem que o paciente ressignifique questões pessoais importantes, contribuirá para minimizar seu sofrimento, já que essas técnicas visam a instrumentalizar a atuação do psicólogo com o intuito de aplacar a angústia emanada pela sensação de morte iminente e proporcionar algum sentido para tudo que foi vivido até ali.

Muitos estudos mostram que pacientes com câncer avançado (estágios III e IV) expressam sentimentos de desesperança, altos níveis de ansiedade e sintomas depressivos associados a todas as perdas experimentadas no decorrer do grave processo de adoecimento. Dessa forma, esses pacientes apresentam maior grau de complexidade relativo aos sintomas físicos e psicológicos, principalmente quando se encontram dentro da enfermaria de cuidados paliativos.

A PSICOTERAPIA DE GRUPO CENTRADA NO SENTIDO/SIGNIFICADO – (PGCS)

Desenvolvida por William Breitbart, a partir da Logoterapia de Viktor Frankl, a Psicoterapia Centrada no Significado/Sentido (PGCS) apresenta um modelo de intervenção do psicólogo adaptado às necessidades do paciente com câncer avançado. O objeto dessa psicoterapia é ajudar os pacientes a viverem de maneira significativa e o mais plena possível, tentando manter e expandir o significado de suas vidas e tudo que foi vivido até ali, objetivando proporcionar sentimentos de paz e esperança, não focando a cura, mas sim o tempo de vida restante.

A PGCS é uma ferramenta altamente eficaz na atuação do psicólogo na enfermaria de cuidados paliativos oncológicos, pois este consegue reunir os pacientes para as sessões de grupo (oito sessões no total), objetivando trabalhar pontos importantes.[10]

As sessões terão como foco de trabalho os seguintes pontos:

1. Incentivar os pacientes a buscarem significado em algo importante de suas vidas, apesar das incertezas e limitações da doença: reordenar/avaliar velhos momentos com significado, procurando novos significados para essa vida atual e maneiras de tentar superar e ressignificar as limitações atuais.
2. Encontrar novas maneiras de voltar à vida da melhor maneira possível, transcender.
3. Aprender a distinguir entre as limitações que eles podem mudar e aceitar aquelas que eles não podem mudar.
4. Integrar o diagnóstico do câncer na história de vida do paciente.
5. Proporcionar o espaço do grupo para a expressão de sentimentos e emoções.
6. Melhorar e fortalecer o enfrentamento psicológico por meio da possibilidade de dar sentido àquela vida.

Dessa forma, a PGCS vem apresentando benefícios significativos como tratamento para pacientes com câncer avançado, com grande melhora na qualidade de vida, no bem-estar espiritual, na minimização da ansiedade e, principalmente, na abordagem das questões existenciais de fim de vida.[11]

OS BENEFÍCIOS DA TERAPIA DA DIGNIDADE (TD) NO PROCESSO FINAL DA EXISTÊNCIA

Muitos estudos também apontam a eficácia da Terapia da Dignidade (TD) no âmbito dos cuidados paliativos, podendo ser esta mais uma técnica que o psicólogo, atuante dentro da enfermaria de cuidados paliativos, poderá utilizar. A TD é uma psicoterapia breve única e individual, que foi desenvolvida com o objetivo de aliviar o sofrimento e melhorar a experiência de fim de vida.[12]

A validação obtida por meio de estudos empíricos aponta para os seus benefícios, principalmente pelo fato de os pacientes a terem considerado eficaz. Foi demonstrado que houve uma melhoria da qualidade de vida e do sentido de dignidade, proporcionando também mudanças na família, melhora nos sintomas depressivos e questões de esperança.[13]

O efeito da TD sobre o apoio familiar é considerado altamente satisfatório, demonstrando que esta pode ser útil tanto para os pacientes quanto para os seus familiares, melhorando a experiência de fim de vida.[14]

Observa-se até aqui que existem muitas possibilidades de atuação para o psicólogo que está inserido na enfermaria de cuidados paliativos oncológicos, tanto no que tange ao trabalho terapêutico individual com o paciente como na possibilidade do trabalho em grupo, este, inclusive, com familiares e equipe de cuidados. A intervenção e o acompanhamento psicológico com familiares/cuidadores informais se tornam fundamentais para a promoção da aceitação da morte iminente do paciente, assumindo, assim, o papel de intermediários na gestão do fim de vida da pessoa, na gestão de conflitos e resolução de problemas/dúvidas/anseio e no processo de luto.[15]

Em pacientes internados na enfermaria de cuidados paliativos oncológicos, a atuação do psicólogo junto à família se intensifica progressivamente, à medida que o fim de vida do paciente vai se aproximando. Dessa forma, pode-se atuar em muitos pontos-chave com esses familiares, alguns dos quais são descritos a seguir:

- promover a psicoeducação com os familiares, quando eles chegam na enfermaria de cuidados paliativos;
- prevenir as barreiras da comunicação família/paciente ou intervir junto destas quando surgirem (conspiração do silêncio e dificuldades na comunicação com a equipe);
- permitir a expressão e diferenciação de emoções, sentimentos e pensamentos, com base em estratégias que permitam a sua validação e elaboração;
- prevenir e intervir na claudicação familiar-emocional;
- reconhecer as causas de estresse e intervir de forma a reduzi-las, assim como a alteração de humor e sintomatologia de ansiedade;
- facilitar o processo adaptativo, promovendo estratégias de enfrentamento e recursos internos adequados;
- reforçar e validar o papel desempenhado pelos cuidadores como coterapeutas, em nível emocional;
- trabalhar as expectativas, ajustando-as à realidade, proporcionando a possível aceitação da situação pelos familiares;
- identificar e intervir nos medos, como a gestão emocional com filhos menores e/ou pessoas com alguma dificuldade de compreensão;
- promover assistência e suporte ao luto para os familiares e círculo social significativo do paciente, atuando também no pós-óbito juntamente com o serviço social.

Em inúmeros artigos internacionais é mencionada a área de atuação da psico-oncologia, como extremamente importante, tanto na preparação dos profissionais como nas intervenções com os pacientes, familiares e no suporte ao luto. Os psicólogos são equiparados a qualquer outro profissional de saúde, como o próprio médico, por exemplo.[16]

CONSIDERAÇÕES FINAIS

Os psicólogos que atuam em cuidados paliativos na atualidade, intervindo todo o tempo com altas complexidades de demandas emocionais e sintomas físicos altamente dolorosos existentes, tanto nas enfermarias como em ambulatórios, necessitam de treinamento e preparação diferenciada nessa área.

A especialização exige, muito além da diferenciação profissional adequada, formação teórica específica e experiência prática efetiva em cuidados paliativos. O requisito principal é o exercício da compaixão em todas as suas possibilidades.

A atuação do psicólogo, intervindo para a diminuição de sintomas e demandas psíquicas negativas, tanto no paciente como nos familiares e equipe, contribui para a melhoria da qualidade de vida de todo o sistema envolvido, assim como promove uma melhor qualidade de morte. Compreendendo que desse processo de interação podem advir contributos terapêuticos positivos para os pacientes, seus familiares e a equipe, a atuação do psicólogo é uma função de excelência que deve, obrigatoriamente, fazer parte integrante da equipe de cuidados paliativos em oncologia.

A intervenção psicológica em cuidados paliativos na área da oncologia já comprovou que exerce grande impacto sobre o paciente/família/equipe, reduzindo de forma significante e efetiva o sofrimento emocional, permitindo que a vida seja vivida intensamente (sejam dias, semanas, meses ou anos), com a máxima qualidade possível, dignidade e sentido, aceitando a morte como a etapa final e natural inerente ao ciclo de vida.

Para o paciente, sonhar e desejar é fundamental, sempre. Um desejo não é necessariamente realizado só porque existe um desejante. Mas, no momento em que todos os hospitais e clínicas que atendem portadores de câncer criarem espaços formais para a atuação de psicólogos, tanto a assistência quanto a produção de conhecimento deverão ser desenvolvidos com maior produtividade. A repercussão desses fatos beneficiará a todos e, principalmente, aos nossos pacientes.[17]

REFERÊNCIAS BIBLIOGRÁFICAS

1. Brum E. A enfermaria entre a vida e a morte. Revista Época. Publicado em: 15 de agosto de 2008. Disponível em: http://revistaepoca.globo.com/Revista/Epoca/0,,EMI10399-15257,00-A+ENFERMARIA+ENTRE+A+VIDA+E+A+MORTE.html, acessado em: 28 de setembro de 2021.

2. Academia Nacional de Cuidados Paliativos (ANCP). Manual de cuidados paliativos. Rio de Janeiro/RJ: Diagraphic; 2009. 320 p.
3. Menezes CNB, Passareli PM, Santos MA, Valle ERM. Câncer infantil: organização familiar e doença. Revista Mal-estar e Subjetividade. 2007;VII(1):191-210.
4. Kohlsdorf M. Aspectos psicossociais no câncer pediátrico: estudo sobre literatura brasileira publicada entre 2000 e 2009. Psicologia em Revista. 2010;16(2):271-94.
5. Vasconcelos SXP, Aquino TAA. Cuidados Paliativos e Logoterapia. João Pessoa: UFPB; 2015.
6. Oliveros OL, Kroeff P. Finitude e Sentido da Vida: A Logoterapia no embate com a tríade trágica. Vol. 1. Porto Alegre: Evangraf; 2014. pp. 129-42.
7. Frankl VE. O sofrimento de uma vida sem sentido: caminhos para encontrar a razão de viver. São Paulo: É Realizações; 2015.
8. Frankl VE. A vontade de Sentido: Fundamentos e aplicações da Logoterapia. São Paulo: Paulus; 2011.
9. Pausch R, Zaslow J. A lição final. São Paulo: Agir; 2008.
10. Greenstein M, Breitbart W. Cancer and the Experience of Meaning: A Group Psychotherapy Program for People with Cancer. American Journal of Psychotherapy. 2000;54(4):486-500.
11. Breitbart W, Rosenfeld B, Gibson C, Pessin H, Poppito S, Nelson C et al. Meaning-centered group psychotherapy for patients with advanced cancer: a pilot randomized controlled trial. Psycho-Oncology. 2010;19(1):21-8.
12. Chochinov HM, Hack T, Hassard T, Kristjanson LJ, McClement S, Harlos M. Dignity therapy: a novel psychotherapeutic intervention for patients near the end of life. J Clin Oncol. 2005; 3(24):5520-5.
13. Grijó L. Efeitos da terapia da dignidade nos familiares de doentes paliativos: Uma Revisão Sistemática [dissertação]. Porto: Universidade do Porto/Portugal; 2019.
14. Rudilla D, Galiana L, Oliver A, Barreto P. Comparing counseling and dignity therapies in home care patients: a pilot study. Palliat Support Care. 2015;14(4):321-9.
15. Vedel I, Ghadi V, Lapointe L, Routelous C, Aegerter P, Guirimand F. Patients', family caregivers', and professionals' perspectives on quality of palliative care: a qualitative study. Palliative Medicine. 2014;28(9):1128-38.
16. Martinho AR, Pilha L, Sapeta P. Competências do psicólogo em cuidados paliativos. IPCB: Esald; 2015. 31 p.
17. Campos EMP. A Psico-Oncologia: uma nova visão do câncer – Uma trajetória [tese de livre-docência]. São Paulo: Instituto de Psicologia, Universidade de São Paulo; 2010.

CAPÍTULO 10

Terapia da dignidade e a prática clínica em cuidados paliativos

Natalia Novaes Pavani Soler

INTRODUÇÃO

A dignidade, palavra que deriva de *dignitas* do latim, é um termo que se refere ao valor da pessoa como um ser humano. Ela não deve ser circunstancial ou negociável, na medida em que é o respeito essencial pelo indivíduo.[1]

Ao longo da história, a dignidade sempre foi um tema de interesse e discussão da filosofia, da política, do direito, da religião, assim como sempre houve dificuldade para defini-la. Alguns autores[2,3] propõem a divisão da dignidade em dois conceitos distintos e complementares entre si: a dignidade universal,[4] como um direito humano básico, e a dignidade pessoal,[5] que é singular, passível de alteração e construída socialmente.

A dignidade tornou-se um assunto da saúde, especificamente nos cuidados à pessoa doente, a partir da década de 1990, quando aumentou o volume das pesquisas sobre pacientes com doenças incuráveis. Em 1991, na Holanda, foi realizada uma pesquisa[6] sobre eutanásia e suicídio assistido e nela foi evidenciado o prejuízo do senso de dignidade nos pacientes com doença avançada e incurável. De acordo com essa pesquisa, mais de 50% dos pacientes que optaram pelo desfecho de eutanásia ou suicídio assistido tinham a perda da dignidade como um fator motivador desse posicionamento. Outro estudo[7] realizado em 2002 apontou que a doença em sua fase terminal pode provocar impacto negativo no senso de dignidade do paciente na medida em que acarreta a perda de competência pessoal, da identidade e da autonomia, bem como a preocupação de ser um fardo para a família e a desesperança. Esse mesmo estudo concluiu que os pacientes que não tinham prejuízo do senso de dignidade apresentavam menor desejo de morrer ou de antecipar a morte, assim como menores níveis de depressão e desesperança.

O MODELO DA DIGNIDADE

Considerando a complexidade dos sofrimentos que envolvem o paciente nesse contexto e o seu possível impacto no senso de dignidade do paciente, o pesquisador Harvey Max Chochinov et al. desenvolveram diversos estudos[8] sobre a importância da dignidade em cuidados paliativos nessa mesma década, no Canadá. Eles questionavam por que os pacientes que tinham doenças incuráveis e progressivas apresentavam diferença de enfretamento. Um determinado grupo de pacientes apresentava pensamentos de desespero e, inclusive, pensamentos de contemplação da morte e desejo por sua antecipação, e outros pacientes, de forma contrária, conseguiam lidar com o processo de final de vida com um senso de paz e sentido de vida.

Uma dessas pesquisas investigou o que os pacientes entendiam por dignidade e como a dignidade estava relacionada à saúde mental. Aspectos como bem-estar, qualidade de vida, autoestima, esperança, sentido de vida, autonomia, sentimento de autorrealização e relação com os familiares e profissionais de saúde podem aumentar ou diminuir o senso de dignidade de acordo com os entrevistados.[9]

Esse estudo foi um disparador para o desenvolvimento de um modelo conceitual, chamado de Modelo da Dignidade,[10] que explora os vários aspectos dos cuidados de conservação da dignidade e mostra de que forma eles podem ser usados como um princípio de cuidado aos pacientes em cuidados paliativos. Segundo o Modelo da Dignidade, os pacientes com doença grave, crônica e irreversível são envolvidos, sobretudo, por três fatores primordiais:

- como a própria doença afeta o senso pessoal de dignidade;
- como as próprias perspectivas e práticas de um paciente podem modular a sua percepção de dignidade e
- como a qualidade das interações com os outros pode melhorar ou diminuir o senso de dignidade.

O Modelo da Dignidade foi desenvolvido no intuito de abarcar as questões biopsicossociais e espirituais dos pacientes com doenças que ameaçam a manutenção da vida, a fim de reduzir o sofrimento multidimensional e maximizar a sua qualidade de vida.

A TERAPIA DA DIGNIDADE

Em 2005, inspirados pelo Modelo da Dignidade, Chochinov et al. criaram a Terapia da Dignidade,[11] uma intervenção psicoterapêutica desenvolvida para dar sentido às questões fomentadoras de angústia psicossocial e existencial dos pacientes, com abordagem breve, que permite serem discutidas as questões individuais mais importantes e que essa discussão culmine na construção de um documento escrito de legado que possa ser guardado ou compartilhado com quem o paciente desejar.

A Terapia da Dignidade é indicada a qualquer paciente que expresse algum tipo de sofrimento no confronto com a doença incurável e progressiva. Não há necessidade que esse sofrimento psicológico e/ou existencial seja significativo, pois ela oferece benefícios importantes inclusive aos pacientes que lidam com o adoecimento sem sofrimento psicossocial profundo, já que essa intervenção tem como essência o aumento do sentido, do propósito e do bem-estar do paciente.[12]

Elencamos a seguir as principais etapas da Terapia da Dignidade,[11] a fim de auxiliar o leitor na visualização de seu desenvolvimento (Quadro 1).

QUADRO 1 Principais etapas da Terapia da Dignidade

Terapia da Dignidade	Etapas
Preparação	Seleção dos participantes
	Apresentação formal ao paciente e família
	Resposta a todas as dúvidas
	Fornecimento prévio do protocolo de perguntas orientadoras
Execução	Atitude do terapeuta
	Conteúdo
	Estrutura
Elaboração do documento de legado	Transcrição
	Edição
	Aprovação final

PREPARAÇÃO DA TERAPIA DA DIGNIDADE

Como toda intervenção psicossocial, a Terapia da Dignidade possui critérios de elegibilidade e de exclusão para o uso clínico. Ela é indicada para pacientes portadores de doença crônica, incurável e progressiva, com expectativa de sobrevida de até seis meses, que sejam fluentes no idioma utilizado para comunicação com o terapeuta e, sobretudo, que se sintam interessados e motivados a realizar a terapia. Acerca dos critérios de exclusão, deve-se atentar para pacientes que possuem expectativa de sobrevida inferior a duas semanas e pacientes com alteração da acuidade cognitiva.

Após eleito o possível paciente-participante, o terapeuta apresenta a Terapia da Dignidade a ele e a seus familiares e oferece esclarecimento às possíveis dúvidas manifestadas. É importante que nessa apresentação seja abordado a quem a intervenção é indicada, seus objetivos, como ela é desenvolvida e como poderá contribuir com a melhoria da qualidade de vida dos pacientes e, inclusive, dos seus familiares.[13]

EXECUÇÃO DA TERAPIA DA DIGNIDADE

Para a execução da Terapia da Dignidade, é imprescindível que o terapeuta mantenha uma postura de escuta ativa e livre de julgamento. A todo momento ele deve estar em sintonia com o paciente, transparecendo disponibilidade e oferecendo acolhimento para a conservação da dignidade do outro – o doente deve ser lembrado de que aquele momento é único e que é o seu momento.[12]

Como facilitador do processo terapêutico, é indicado que o terapeuta utilize a metáfora do "álbum de fotografias". Ele deve convidar o paciente a imaginar um álbum de fotografias sobre a história de sua vida, de forma que, ao abri-lo, o paciente possa discorrer sobre os cenários que encontrar. O paciente deve ser incentivado a caracterizar essas memórias, detalhando-as acerca dos sentimentos que emergem, das sensações, dos sentidos, cheiros, cores. Recorrer à dimensão sensorial é possibilitar ao doente um distanciamento dos sintomas e problemas atuais, bem como transferi-lo para momentos de sua vida em que ele pode experimentar as funções sensoriais mais profundas, afetuosas e felizes.[14]

Para auxiliar nesse processo, baseado no Modelo da Dignidade, foi desenvolvido um conjunto de perguntas flexíveis e orientadoras[12] que servem como inspiração para o processo terapêutico/gravação da conversa. Essas perguntas exploram aspectos da história e do presente do paciente, mas também abordam questões futuras, que, muitas vezes, são uma fonte de preocupação, angústia e sofrimento do paciente diante da finitude. Essas perguntas também auxiliam o terapeuta na condução da intervenção (Quadro 2).

QUADRO 2 Protocolo de perguntas orientadoras da Terapia da Dignidade[11,14]

- Pense um pouco sobre sua história de vida. Quais são os momentos de que você se lembra mais ou pensa serem os mais importantes? Quando foi que você se sentiu muito viva(o)?
- Há coisas específicas que você gostaria que sua família conhecesse sobre você, e existem coisas particulares que você gostaria que eles lembrassem?
- Quais são os papéis mais importantes que você desempenhou na vida até aqui (papéis familiares, funções vocacionais, funções de serviço comunitário etc.)? Por que eles eram tão importantes para você e o que você acha que realizou nesses papéis?
- Quais são as suas realizações mais importantes e de que se sente mais orgulhosa(o)?
- Há coisas particulares que você sente que ainda precisam ser ditas aos seus entes queridos ou coisas que você gostaria de dizer mais uma vez?
- Quais são suas esperanças e sonhos para seus entes queridos?
- O que você aprendeu sobre a vida até aqui que você gostaria de transmitir aos outros?
- Que conselhos ou palavras de orientação você deseja transmitir ao seu (filho, filha, marido, esposa, pais, outros)?
- Quais são os seus planos para o futuro?

O médico paliativista português e pesquisador da Terapia da Dignidade, Dr. Miguel Julião, aponta que, ao contrário de outras intervenções psicológicas, a Terapia da Dignidade não objetiva explorar aspectos mais enraizados do sofrimento psicossocial ou seus determinantes. Sendo assim, diante das histórias de vida que podem ser demasiadamente difíceis de explorar, o terapeuta deve evitar situações de intensa vulnerabilidade e permitir – se o paciente desejar – que determinado assunto não seja abordado.[13]

Outro aspecto bastante importante relaciona-se à manifestação de conteúdo negativo e potencialmente prejudicial para quem possa lê-lo posteriormente. A Terapia da Dignidade também prevê o bem-estar daqueles que poderão receber o documento de legado. Dessa forma, o terapeuta deve intervir diretamente acerca do conteúdo manifesto e manejar junto ao paciente o seu impacto prejudicial. Em último caso, se o doente não declinar da sua vontade de compartilhar o conteúdo potencialmente mobilizador de sofrimento, o terapeuta deverá recusar o seguimento da intervenção, pois a sua responsabilidade ética e de não maleficência estende-se a todos os envolvidos.[13]

Durante a execução da terapia, o paciente deve ser conduzido pelo terapeuta a fim de sustentar, na medida do possível, o encadeamento de ideias, memórias e fatos, prevendo que, diante da maior intensidade de determinados relatos, o doente pode se desorganizar no discurso. Antes de finalizar a sessão e de desligar o áudio, o paciente deve ser convidado a adicionar algo essencial que não tenha sido dito ao longo da intervenção. Após esse último momento de empoderamento do paciente, a terapia pode ser encerrada.

ELABORAÇÃO DO DOCUMENTO DE LEGADO

O conteúdo gravado deve ser transcrito e cuidadosamente submetido à edição que configure um texto com coesão e linearidade, preservando o máximo possível a originalidade e o conteúdo do relato. Após essa primeira edição, o terapeuta apresentará a primeira versão do documento de legado ao paciente, permitindo-lhe adição, subtração ou alteração de conteúdo. Juntos, terapeuta e paciente finalizarão o processo de edição do documento e discutirão sobre como o paciente deseja recebê-lo.

De acordo com Chochinov et al.,[12] o documento de legado possui dupla função: permite que, durante a realização da terapia, o paciente revisite os momentos mais significativos de sua vida, aumentando o sentido e propósito desta, bem como garante que o que foi compartilhado possa ser capturado e preservado no futuro. Contudo, mesmo bem editado e completo, o documento de legado não atingirá o seu objetivo se o seu processo de construção, ou seja, a realização da intervenção, não for um processo terapêutico com base na disponibilidade e entrega do paciente e, impreterivelmente, do terapeuta.

É na relação do cuidar estabelecida que o paciente pode ser alguém para além da doença, da sua vulnerabilidade e de seu sofrimento. A mensagem que o terapeuta deve passar ao paciente é: você interessa, merece todo o meu tempo, minha disponibilidade e respeito por quem você é. O papel do terapeuta, nesse sentido, supera o de entrevistador, que questiona, ouve e registra. Ele desempenha um papel central de entregar-se à história do outro, de permitir-se sentir junto, de estar em comunhão com a excepcionalidade, com o sagrado do outro expresso em palavras.[15] Nesse sentido, a citação do Dr. Miguel Julião ilustra muito bem o papel do terapeuta na Terapia da Dignidade: "não existe nada mais encorajador para um contador de histórias – mesmo as da vida – do que um ouvinte totalmente disponível, interessado e feliz".[13]

RESULTADOS DA TERAPIA DA DIGNIDADE

A Terapia da Dignidade tem se apresentado como uma intervenção psicossocial promissora na redução de sintomas de ansiedade e depressão significativos em pacientes com doenças progressivas, incuráveis e que ameaçam a manutenção da vida. Podemos esperar que ela melhore a forma como as pessoas se sentem com elas próprias e com os diferentes acontecimentos provocados pela doença.

Os estudos demonstram que a maioria das pessoas encontra uma sensação de conforto no fato de saberem que esse documento de legado é feito para guardarem e, muitas vezes, para partilharem com as pessoas que mais amam. Os estudos mostram, também, que essa terapia tem um efeito benéfico para os familiares, na medida em que oferece suporte ao luto antecipatório, bem como ao processo de luto que as famílias vivenciam após a morte do ente querido.[13]

Faz-se um destaque a dois aspectos fundamentais que englobam os resultados da Terapia da Dignidade. Um deles é que ela pode ser aplicada a pacientes que possuem sintomatologia de depressão elevada, pois os estudos indicam que esse tipo de sintomatologia não deturpa a narrativa de vida por meio do discurso de culpa, negativismo ou de autopiedade. Outro aspecto bastante relevante está relacionado à manutenção dos resultados obtidos após o período de *follow-up* de 30 dias, ou seja, a Terapia da Dignidade produz efeitos satisfatórios por um período de pelo menos um mês, que é um prazo mínimo considerável para pacientes com sobrevida estimada inferior a seis meses.[11,12]

REFERÊNCIAS BIBLIOGRÁFICAS

1. Jacobson N. Dignity and health: a review. Soc Sci Med. 2007 Jan;64(2):292-302.
2. Anderberg P, Lepp M, Berglund AL, Segesten K. Preserving dignity in caring for older adults: a concept analysis. J Adv Nurs. 2007 Sep;59(6):635-43.

3. Pullman D. Death, dignity, and moral nonsense. J Palliat Care. 2004;20(3):171-8.
4. World Medical Association (WMA). 1949. International Code of Medical Ethics. London: WMAGeneral Assembly. Lastamended 2006. Pilanesberg: WMA General Assembly. Disponível em: http://www.wma.net/e/ policy/c8.htm; acessado em: 1 de fevereiro de 2020.
5. World Health Organization (WHO). 1994. A Declaration on the Promotion of Patients' Rights in Europe. Amsterdam: WHO: article 5.8. Disponível em: https://www.who.int/genomics/public/eu_declaration1994.pdf; acessado em: 1 de fevereiro de 2020.
6. Van Der Maas PJ, Van Delden JJ, Pijnenborg L, Looman CW. Euthanasia and other medical decisions concerning the end of life. Lancet. 1991 Sep 14;338(8768):669-74.
7. Chochinov HM, Hack T, Hassard T, Kristjanson LJ, McClement S, Harlos M. Dignity in the terminally ill: a cross-sectional, cohort study. Lancet. 2002 Dec 21-28;360(9350):2026-30.
8. Chochinov HM, Hack T, Hassard T, Kristjanson LJ, McClement S, Harlos M. Dignity and psychotherapeutic considerations in end-of-life care. J Palliat Care. 2004 Autumn;20(3):134-42. Review.
9. Chochinov HM, Wilson KG, Enns M, Mowchun N, Lander S, Levitt M et al. Desire for death in the terminally ill. Am J Psychiatry. 1995;152(8):1185-91.
10. Chochinov HM, Hack T, McClement S, Kristjanson L, Harlos M. Dignity in the terminally ill: a developing empirical model. Soc Sci Med. 2002 Feb;54(3):433-43.
11. Chochinov HM, Cann B, Cullihall K, Kristjanson L, Harlos M, McClement SE et al. Dignity therapy: a feasibility study of elders in long-term care. Palliat Support Care. 2012 Mar;10(1):3-15.
12. Chochinov HM. Dignity Therapy: Final Words for Final Days. New York: Oxford University Press; 2011.
13. Julião M. Eficácia da Terapia da Dignidade no Sofrimento Psicossocial de Doentes em Fim de Vida Seguidos em Cuidados Paliativos: Ensaio Clínico Aleatorizado e Controlado [tese]. Lisboa (PT): Universidade de Lisboa, Faculdade de Medicina; 2014.
14. Julião M. Conteúdo da Terapia da Dignidade. In: II Workshop Terapia da Dignidade; Lisboa, Portugal. Faculdade de Medicina da Universidade de Lisboa; 2012.
15. Chochinov HM. Dignity and the eye of the beholder. J ClinOncol. 2004;22:1336-40.

CAPÍTULO 11

Luto e família – Quando as flores não são definitivas

Patricia Marinho Gramacho
Renata Paiva Queiroz

"Quando a Indesejada das gentes chegar
(Não sei se dura ou caroável),
Talvez eu tenha medo.
Talvez sorria, ou diga:
- Alô iniludível!
O meu dia foi bom, pode a noite descer.
(A noite com seus sortilégios.)
Encontrará lavrado o campo, a casa limpa,
A mesa posta
Com cada coisa em seu lugar."

CONSOADA – MANUEL BANDEIRA,[1] 1930

INTRODUÇÃO

Em dezembro de 2008, em uma pequena reportagem da revista *Veja*,[2] ratificou-se por meio de uma pesquisa publicada por um grupo de arqueólogos alemães, ligados à Universidade de Mainz, que o instinto familiar é ancestral no *Homo sapiens,* reafirmando, assim, a antiguidade da família nuclear entre humanos.

Sabe-se que até meados do século XX prevalecia entre os antropólogos a ideia de que a família nuclear era uma instituição apenas cultural, que se apresentava em mitos consagrados como o de Adão e Eva. Hoje acredita-se que a organização nuclear de família provavelmente se fez no intuito de melhor proteger todos os seus integrantes das agruras de um meio ameaçador. As ossadas de uma família encontrada enterrada abraçada, aparentemente confirmou que o laço vai além do cultural e que também funcionou como um forte elemento de sobrevivência entre os humanos.[3] Quando esse laço se vê ameaçado de se desfazer com a morte, muita coisa morre junto, e o sentimento de desamparo para muitos é avassalador.

A poesia "Consoada", citada no início do capítulo, foi lembrada por uma filha enlutada, como recordação das inúmeras falas de um pai muito sábio e letrado, conhecedor de um vasto universo literário e filosófico. Aos poucos, essas inúmeras colocações poéticas, acolhidas em um grupo de familiares enlutados, vem auxiliando essa filha a encontrar um novo lugar para reposicionar essa perda paterna tão significativa.

Consoada é considerada uma palavra arcaica, em desuso, e o significado dela é a *ceia da noite de natal*, ou *o presente que se dá nesse dia*. Aparentemente, Manuel Bandeira usou nesse poema termos em desuso ou também já quase mortos, levando-nos, inevitavelmente, a nos confrontar com o iniludível da morte, aquilo sobre o qual não podemos nos iludir e que é evidente, ou seja, a constatação de que todos vamos morrer, ao mesmo tempo que o significado remete ao momento ritualístico de agregação familiar, representado pelas festas religiosas e que caracterizam as datas significativas mais difíceis de serem experienciadas por quem passa por um processo de luto.

Como ficariam os sobreviventes de todo esse processo? Como seguir sem deixar ninguém para trás? Como ajudar esse familiar a retomar o seu próprio cuidado, após tanto tempo de cuidado com o outro?

Cuidar de familiares enlutados tem sido nossa constatação da manutenção da saúde mental, tanto dos familiares quanto da equipe cuidadora, e esse é o relato deste capítulo. Sabe-se que o luto é um processo psíquico natural e esperado em resposta ao rompimento de um vínculo. Abrange as dimensões emocional, intelectual, física, social e espiritual. Segundo Freud (1915), o luto é um processo natural e constante no processo de desenvolvimento humano. Nesse contexto, pode-se afirmar que o processo de luto é iniciado a partir do momento em que é recebido o diagnóstico de uma doença potencialmente mortal, pelas perdas simbólicas que essa doença possa trazer para a pessoa e sua família.[4]

É importante o acompanhamento especializado desde o diagnóstico da doença, sua evolução, processo de morte e óbito, pois favorece que o processo do luto seja "normal", evitando-se, assim, o luto prolongado,[5] ou seja, aquele luto com algumas características de um processo de melancolia. Sabe-se que estar enlutado envolve a presença de sentimentos de tristeza, culpa, limitação, ansiedade, solidão, abandono, impotência e raiva, vivenciados de forma não clara, mas contínua. O que caracteriza esse processo de melancolia como algo preocupante é justamente o tempo que ele se prolonga e o impacto na vida cotidiana. Estudos randomizados mostraram que a intervenção psicológica nessa fase auxilia na aceitação da perda e resgata a esperança no futuro.[6]

Apesar da experiência com outro grupo de enlutados, realizado com pais de crianças que haviam morrido em uma pediatria oncológica,[7] já nos haver mostrado a importância desse trabalho, decidimos investigar se haveria uma necessidade advinda dos próprios familiares enlutados desse acolhimento pela própria instituição em questão. Sendo assim, realizou-se durante dois meses uma pesquisa dentro do Cebrom (Centro Brasileiro de Radioterapia, Oncologia e Mastologia), onde entramos em contato via telefone com parentes de pacientes que foram a óbito e tratados nessa instituição. Foram escolhidos, de forma aleatória, cinquenta prontuários do arquivo onde se constava na capa a indicação do óbito. Dos cinquenta prontuários, conseguimos entrar em contato somente com 23 familiares, por falta de informações anotadas nesses, ou mudanças do número de telefone ou de cidade.

O questionário continha sete perguntas diretas que envolviam o grau de parentesco com o falecido, tempo de morte decorrido do contato e se o parente tinha retornado à instituição desde o falecimento. Caso ele tivesse retornado, qual a frequência com que ele retornou e o motivo. E caso ele não tivesse retornado, por qual motivo ele não retornou e se retornaria se precisasse. Dos 23 que responderam as questões, somente 8 (34%) retornaram à instituição, em um período que variou entre três meses e seis anos decorridos da morte; três deles retornaram apenas para buscar relatório médico, e apenas um entrevistado retornou a cada seis meses para consultar-se após a morte do pai há seis anos.

Quinze entrevistados (65%) não retornaram ao Cebrom em um período que variou de seis anos a uma semana do óbito. Apenas três deles responderam que não retornariam à instituição, em virtude das lembranças e do atendimento dos médicos. Os outros doze entrevistados alegaram que não houve necessidade de retorno. Respostas como "não voltei porque estou bem de saúde"; "graças a Deus não precisei"; "em casa, só meu pai era doente" foram alguns dos comentários ouvidos. Um entrevistado não retornou porque não sabia que na instituição também havia outras especialidades.

Mantendo a filosofia institucional "Cebrom, cuidar, sempre" e ratificando a missão desse centro, que é a de contribuir para que as pessoas vivam mais e melhor, pensou-se em criar um grupo de apoio a famílias enlutadas, ampliando-se o suporte à família para além da situação de tratamento, ao mesmo tempo que se fortaleceria o vínculo criado durante todo o processo da doença.

É sabido que, em um processo de luto, a raiva pela perda pode ser transferida para a instituição de tratamento ou para a equipe que esteve envolvida no tratamento. A intervenção específica poderia reverter esse processo, ao mesmo tempo que apoiaria o familiar cuidador a continuar acompanhando sua própria saúde, cientes de que, após a perda de um familiar, alguns sintomas psicossomáticos poderiam aparecer e que também precisariam ser investigados.

Parkes (1998)[6] revisou uma série de pesquisas no intuito de observar a funcionalidade do aconselhamento do luto, tanto em serviços profissionais quanto em grupo de apoio voluntariado, onde concluiu que os serviços profissionais, os voluntários apoiados pelos profissionais e serviços de autoajuda, são capazes de reduzir o risco de transtornos psiquiátricos e psicossomáticos resultantes do luto.

E assim foi feito, iniciou-se um grupo mensal, realizado na última quinta-feira do mês, das 18h30 às 21h, dentro do próprio auditório da instituição, com familiares de pacientes que foram a óbito nos três meses antecedentes, por meio de uma carta-convite ou do encaminhamento direto de algum profissional da instituição. Os casos, cujo processo de melancolia tendesse a uma depressão, seriam encaminhados para acompanhamento individual. Um diferencial é que o grupo também ficaria aberto para algum profissional do próprio Cebrom que quisesse participar, fosse para dar uma continência de cuidado a algum familiar por ele atendido, fosse porque também quisesse usar o espaço para falar de suas perdas referentes a algum paciente acompanhado. O grupo tem a coordenação de uma psicóloga (clínica e hospitalar) e de uma médica (oncologista clínica e paliativista). Foi feita uma reunião de sensibilização para todos os profissionais da instituição, na qual se esclareceram os objetivos do trabalho e a importância do acolhimento para o processo de luto, bem como o benefício de grupos de apoio nesse momento. O nome escolhido foi Ceafe, letras iniciais do Centro de Apoio aos Familiares Enlutados, que acabou incluindo com esse jogo de palavras também a palavra fé, tão carregada de significado para aqueles que vivenciam uma perda significativa.

CONSTRUINDO O ACOLHIMENTO – "AS FLORES DE PLÁSTICO NÃO MORREM"[8]

A palavra acolhimento, quase inevitavelmente, remete a uma metáfora de cuidados maternos e, realmente, essa foi a nossa primeira preocupação em relação ao ambiente do grupo. Como transformar um auditório em algo que representasse um colo? Nos dicionários, o verbo acolher relaciona-se a dar abrigo, hospedar, atender, agasalhar, amparar. Antes de tudo, quem acolhe precisa estar à vontade no seu espaço de recepção, senão o corpo denuncia e o outro não se sente acolhido. Um comprometimento de corpo, mente e emoção.

Um lanche cuidadoso foi providenciado para que fosse servido ao final do grupo e tentou-se dar a esse lugar uma "cara de colo". Iniciamos com flores de plástico que simulavam um "seja bem-vindo perfumado, porém prático". Como diria Fernando Pessoa:[9] "Se a vida [não] nos deu mais do que uma cela de reclusão, façamos por ornamentá-la, ainda que mais não seja como as sombras de nossos sonhos, [...]". Porém, após tantas histórias verdadeiras, carregadas de dor e poesia, próprias de laços tão singularmente construídos, um basta às flores definitivas foi enfaticamente verbalizado por nossa médica oncologista, uma das coordenadoras, e, a partir daí, flores de verdade passaram a acompanhar o grupo e levadas para casa após o término deste. Como já dizia a música dos Titãs: "As flores de plástico não morrem". Mostrar a perenidade objetal não era nossa intenção, mas sim confirmar que o perfume poderia continuar em algum lugar, cada história uma continuidade, algumas vezes lembranças boas, em outras, uma construção de laço também ruim.

Um livro ata passou a funcionar como um *scrapbook*, um livro de recortes. Nele os participantes assinavam, mas também foram colados trechos de poesia trazidos e lidos no grupo, lembranças de finados, "costuras" possíveis que favoreciam a integração. Alguns depoimentos foram enviados por *e-mail* e também colados:

> O grupo foi essencial para que eu percebesse que a minha dor não era única e que, sim, existem muitas pessoas dispostas a ajudar. Quando minha mãe faleceu fiquei com muita sensação de abandono e no grupo eu me senti muito acolhida. Poder contar minha história e ser ouvida atentamente sem a sensação de estar atrapalhando foi reconfortante. Geralmente quando perdemos alguém muito amado as pessoas nos falam pra não falar sobre o assunto por medo da gente sofrer mais, então a dor fica sufocada. Eu acredito que falar ajuda muito e estar em um grupo que as pessoas estão na mesma situação, te deixa mais à vontade para falar. Ouvir as histórias das outras pessoas ajuda muito também, você percebe que é absolutamente normal sentir as coisas que você sente, ou até mesmo deixar de sentir muitas coisas por um longo período. (C. P., perdeu a mãe)

Poder rever condutas no cuidado paliativo também foi significativo para alguns dos médicos que participaram. A certeza de que em um momento delicado os detalhes contavam muito, como uma xícara de chá negada no ambiente de internação hospitalar, mostrou a uma mãe enlutada o quanto o seu sofrimento era solitário e não visto. Um acolher pequeno já seria o suficiente. Foi possível ressignificar esse momento, possibilitando um "dia de chá" no grupo com uma mesa bem montada e condizente com a necessidade de cuidado daquela mãe. Ressaltou-se, aqui, a importância de envolver os hospitais de apoio na filosofia dos cuidados paliativos, para que o cuidado construído durante todo o tratamento não se perdesse em uma comunicação distorcida, e o momento tão singular da família junto com seu ente querido que está morrendo não fosse compreendido como um "mais nada a se fazer" e a família ficasse sozinha durante o vivenciar do "último suspiro". Até que ponto a família sustentaria isso? Aprendizado contínuo.

Constatou-se o quanto voltar ao lugar de tratamento também era muito mobilizador de dor e angústia, mas o voltar ratificou a existência do vínculo para além da morte:

> Na minha primeira vez no grupo, fazia cerca de um mês que meu pai havia morrido, depois de 11 meses e 25 dias de luta contra o câncer. Foi muito difícil voltar ao lugar que tantas vezes estive com ele, muitas dessas vezes com ele bastante mal. Tudo me lembrava ele, a dor, a angústia..., mas foi importante voltar! Por mais que fosse uma situação difícil, um lugar e pessoas que, se eu pudesse, nunca teria conhecido, havia, e ainda há, um vínculo forte. Poder falar da dor, ser cuidada foi muito importante. Afinal, ele se foi, mas eu também passei por toda a dor da doença e agora tenho que seguir com minha vida, meus afazeres, cuidar de outras pessoas, e voltar a sonhar. [...]. Minha experiência e dor é absolutamente única! Nesse contexto, saber que existe um espaço com pessoas também com experiências e dores únicas, dispostas a compartilhar e cuidar umas das outras, é muito bom! Nesse grupo é onde posso viver o meu luto e me sentir novamente com meu pai! (C. M., perdeu o pai)

Neimeyer (2011),[10] um dos pesquisadores contemporâneos sobre o luto, ressaltou o quanto o luto, na forma de perda pela morte de uma figura com quem se tinha vínculo significativo, interrompe as autonarrativas dos sobreviventes e, geralmente, os coloca em uma busca involuntária pelo sentido da perda, bem como de suas vidas alteradas. O número crescente de pesquisas envolvendo diversos grupos – pais, jovens e idosos em luto – que sofrem a perda por meio de morte natural e violenta, documenta a associação entre a incapacidade de encontrar sentido na experiência e a intensidade da dor complexa que essas pessoas sentem, argumentando que os processos de compreensão e encontro de ajuda desempenham um papel crucial na adaptação do luto para muitas das pessoas nesse processo e, consequentemente, que as intervenções que facilitam os processos de retomada de sentido podem sustentar uma psicoterapia eficaz para aqueles com dificuldades e dor intensa e prolongada. Para Neimeyer, a autonarrativa (*self-narrative*), definida como "uma estrutura cognitivo-afetivo-comportamental abrangente que organiza as 'micronarrativas' da vida cotidiana em 'macronarrativas' que consolidam nosso autoentendimento, estabelece nossa gama característica de emoções e objetivos e orienta nosso desempenho no estágio do mundo social ".[11]

A partir disso, a perspectiva de identidade pode ser vista como uma narrativa conquistada, pois, aparentemente, o nosso *self* é estabelecido por meio das histórias que contamos sobre nós mesmos e de sua relevância para o outro, e aquilo que encenamos em sua presença. Eventos como a morte de um ente querido instigam processos de reafirmação, reparo ou substituição do enredo básico e do principal tema da história de vida de uma pessoa. De alguma forma, o modo narrativo de pensamento trata de ações e intenções humanas ou similares às humanas e das vicissitudes e consequências que marcam o seu curso, esforçando-se para colocar seus "milagres atemporais nas circunstâncias da experiência e localizar a experiência no tempo e no espaço"[12] e caracteriza experiências que transcendem o real e que levam ao aprofundamento vertical no "eu", ou seja, apesar de as narrativas tratarem de versões muito específicas da realidade, elas se servem do contexto histórico – cultural de produção e, principalmente, de como cada um se apropriou e transformou sua instância de real e como está ressignificando sua vida a partir daquela falta. A riqueza de um grupo pós-óbito é que cada um se mostra no seu tempo, pois o gatilho disparador para a reconstrução da narrativa pode ser uma lembrança advinda de um discurso de outro participante, ou de um sabor revivido com o lanche, enfim, novas histórias que ajudam a seguir.

> Agora, depois de 5 meses, ninguém mais me pergunta como eu estou, ou se oferece para me ajudar com as crianças, ou qualquer outra coisa, mas meu coração continua partido... A saudade muitas vezes é dilacerante, sinto que, embora sejam compreensivos, ninguém do meu convívio consegue dimensionar como me sinto [...] (C. M. perdeu o pai)

CONSIDERAÇÕES FINAIS

O perfume que permanece em algum lugar, sendo reinserido no presente

Aos poucos o grupo vai crescendo com o aumento do número de participantes e das histórias reformuladas. Alguns participantes se fazem mais presentes e a entrada de novos membros mostrou que alguns antigos já estão conseguindo sair da própria dor para acolher a dor do outro. Temas sobre desapego, religiosidade e morte conduziram a verbalizações sobre a própria finitude. Mas, como em uma onda, o movimento de ir e vir permanece. Ainda há dias melhores e dias piores, movimento típico da ressignificação da vida com suas dificuldades e continuidades.

O luto é um processo fundamental para o psiquismo. Como um processo de cicatrização, permite despedir-se de determinados objetos ao longo da vida, um luto contínuo e permanente. Esse recolher em si mesmo favorecido pelo processo de luto é o tempo, o vazio necessário para buscar novos objetos. Quando a cicatrização infecciona é que é o problema.

Hoje fala-se muito do modelo de processo dual do luto,[13] que "propõe uma revisão nas concepções teóricas sobre o processo do luto, ao identificar dois tipos de fatores estressores – orientados para a perda e para a restauração – e ao considerar a existência de um processo dinâmico e regulador do enfrentamento, pela oscilação por meio da qual o enlutado pode às vezes confrontar, às vezes evitar, as diferentes tarefas do luto. Esse modelo propõe que o enfrentamento adaptativo é composto de confrontação/evitação da perda, a par com necessidades de restauração". Com essa imagem de pêndulo há sempre uma esperança de que na volta esse pêndulo amplie seu movimento, ainda que não seja exatamente dentro do mesmo contexto. Uma fala que possibilita uma nova integração, mas com a consciência de que também ao falar se perde algo, pois nem sempre se consegue falar exatamente o que se quer dizer. Esse distanciamento da própria história, dado pela escuta da história do outro, também presente no grupo, é que possibilita a cada um narrar com singularidade sobre o seu luto. Exemplo disso temos em um texto escrito por uma das participantes do grupo, referindo-se à perda do pai:

> Faz um ano que você partiu
> O que você levou
> – As piadas com seu humor fino.
> – Os comentários irônicos.
> – As ideias sábias.
> – Sua presença acalentadora.
> – Seu amor pela leitura.
> – Sua inspiração para prosa, verso e pintura.
> – Sua pedagogia tão primorosa que via potencial em todos.
> – Sua bondade e seu tempo que sempre podia ouvir quem o procurasse.
> – Sua definição de si mesmo "nem alegre, nem triste, sou poeta".
> – E no final você "foi embora para Pasárgada".
>
> O que você deixou
> – Lembranças de piadas que me fazem rir.
> – Vontade de me informar.
> – Aprendi que crescer passa pela dor.
> – Uma saudade que não vai embora.
> – Reinventar meu modo de ler.
> – Deixou sua prosa, poesia e pintura.
> – Ver o meu potencial e dos que me cercam.
> – Seu exemplo de discrição.

– Uma inspiração diária para lutar sem reclamar.
– A certeza de que hoje, mais do que nunca, discuti prosa, poesia e pintura com os melhores que já se foram. (Celisa Alves de Castro Ferreira, 28/10/2019)

Iniciamos em 2018 e de lá para cá já foram dezoito encontros, com intervalo nas férias de julho e dezembro, mas com o cuidado de manutenção da escuta individual nesse período, caso necessitassem.

Enquanto coordenadoras também fomos atravessadas por nossas "tempestades individuais". "Abalos sísmicos" em nossa estrutura, ameaças de perdas de pessoas muito próximas também nos fizeram buscar uma retomada de sentido. A própria instituição passou por perdas significativas e súbitas. Evoluir o trabalho com enlutados em dupla é a confirmação de que somos interdependentes e que precisamos dos pares para conseguir seguir. Como já dizia Nietzsche, "viver é sofrer, sobreviver é achar algum significado no sofrimento", e, com certeza, a parceria com um outro auxilia no preenchimento dos espaços vazios. Caminharmos juntas nesta proposta está sendo possibilitar encontros rítmicos, cientes de que o ato de caminhar é como uma dança e que cada pessoa se move de uma maneira diferente, num tempo, numa cadência. Está sendo assim e a perspectiva é que continuemos a caminhar.

Finalizamos com uma frase insistentemente repetida em uma "autonarrativa" no grupo realizado recentemente: "Fui ser feliz e não volto!".

Os bons entendedores entenderão.

REFERÊNCIAS BIBLIOGRÁFICAS

1. Bandeira M. Consoada. Antologia Poética. Porto Alegre: L&PM; 2012. p. 133.
2. Veja. Arqueologia. A primeira família. Publicação de 10 de dezembro de 2008. pp.114-115.
3. Narloch L. A primeira família. Publicação de 10 de dezembro de 2008. pp.114-115.
4. Queiroz RP, Gramacho PM. Projeto de implantação do grupo de enlutados (Centro de apoio à família enlutada - Ceafe); 2018. Material não publicado.
5. Franco MHP. Capítulo 5 – Ações terapêuticas para situações de luto. In: O luto no século 21: uma compreensão abrangente do fenômeno.
6. Parkes CM. Capítulo 13 – Ajudando o enlutado II: tipos de ajuda. In: Luto. Estudos sobre a perda na vida adulta. São Paulo: Summus; 1998. pp. 212-231.
7. Gramacho PM. Luto em família. A experiência com um grupo pós-óbito infantil. In: Elisa MP, Guernelli NA. Dimensões do Cuidar em Psico-oncologia pediátrica: Estudos e pesquisas. S.I.: Livro Pleno; 2006.
8. Gavin C, Miklos P, Britto S, Bellotto T. Flores. 1989. Disponível em: https://www.letras.mus.br/blog/flores-titas-significado/; acessado em: 4 de setembro de 2021.
9. Pessoa F. Poemas Completos de Alberto Caeiro. Barueri: Nobel; 2000.

10. Neimeyer RA. Retomada de sentido no luto: resumo de um programa de pesquisa. Estudos de Psicologia. 2011;28(4):421-6.
11. Neimeyer RA. Fostering posttraumatic growth: a narrative contribution. Psychological Inquiry. 2004;15:53-9.
12. Bruner J. Realidade mental, mundos possíveis. Trad. Domingues MA. Porto alegre: Artes Médicas; 1997.
13. Franco MHP. Luto como experiência vital. Disponível em: http://www.4estacoes.com/pdf/textos_saiba_mais/luto_como_experiencia_vital.pdf; acessado em: 18 de novembro de 2019.

CAPÍTULO 12

Cuidado paliativo na ausência de tratamento curativo

Danilo Augusto Mendoza Faleiros
Julia Schmidt Maso

O ESTAR EM CUIDADOS PALIATIVOS

Ao receber o diagnóstico de uma doença que ameaça a continuidade da vida, o paciente e seus familiares vivenciam um instante de crise, passando por diferentes momentos e estados psicológicos.[1] O cuidado paliativo é uma abordagem de cuidado indicada aos pacientes portadores de doenças ameaçadoras à vida e a seus familiares, que busca melhorar a qualidade de vida do paciente por meio da prevenção e alívio do sofrimento físico, psíquico, social e espiritual. Tem como premissa uma forma holística de cuidar que transcende a objetividade do cuidado médico, buscando um cuidado centrado na pessoa. Para tanto, o diagnóstico adequado do sofrimento e suas causas é imprescindível ao apropriado manejo dos sintomas; e o trabalho interdisciplinar é fundamental para estabelecer objetivos e plano de cuidado adequados.[2]

Nos dias atuais, dispõe-se de importantes ferramentas e avanços tecnológicos para a manutenção da vida. No entanto, lutar contra a morte com irreais expectativas de cura ou considerando-a como derrota de um tratamento, conduz, muitas vezes, a uma obstinação terapêutica em manter a vida biológica a qualquer custo. Esse paradoxo deveria ser compreendido à luz da dimensão da existência biográfica e da dignidade humana diante dos limites da medicina. Imprescindivelmente, cada vida humana chega ao seu final, e assegurar que essa passagem ocorra de modo digno, com cuidados e conforto, com o menor sofrimento possível, é a proposta do cuidado paliativo.[3]

CUIDADOS PALIATIVOS EXCLUSIVOS EM ONCOLOGIA

Cuidados paliativos exclusivos dizem respeito a um equívoco de interpretação da função dos cuidados paliativos dentro do cuidado ao paciente e à sua família. Conceitualmente, poderíamos inferir que são considerados como uma forma de cuidados substitutivos aos focados inicialmente na supressão da doença, entendidos de forma dicotômica (Figura 1).[4]

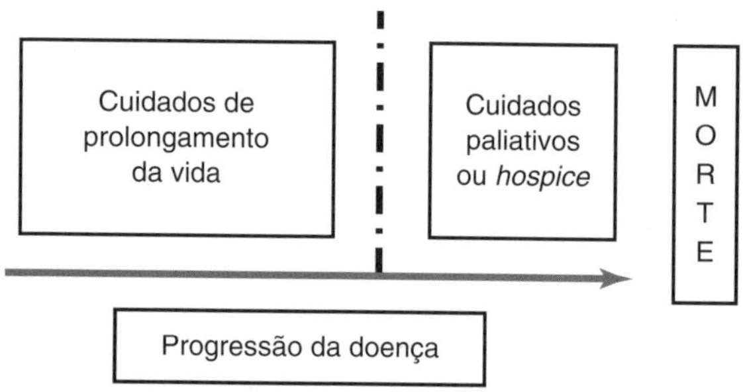

FIGURA 1 Modelo dicotômico de cuidados ao paciente durante a progressão da doença. Aqui os cuidados de prolongamento da vida são substituídos pelos cuidados paliativos, e estes são feitos de forma exclusiva até a morte do paciente.

No entanto, há consenso de que os cuidados paliativos devem ser integrados o mais precocemente possível dentro do tratamento oncológico.[5] O objetivo seria facilitar a autonomia do paciente, o acesso às informações e também às escolhas que transcorrerão ao longo do tratamento. Para tanto, devem ser administrados concomitantemente e integrados às terapias direcionadas à doença com foco no prolongamento da vida e não apenas ao final desta.[6,7] Considerar a possibilidade da existência exclusiva dos cuidados paliativos no tratamento pode trazer o estigma destes como associados apenas à fase final da vida, à morte, ao morrer, e que nada têm a oferecer em outras fases da jornada do paciente.

Desfazer esse equívoco é a base para melhorar os desfechos do tratamento oncológico. A integração precoce dos cuidados paliativos no cuidado ao paciente oncológico não só faz sentido, como também se mostra imprescindível ao considerarmos que, apesar dos grandes avanços na terapêutica do câncer nas últimas décadas, os pacientes com câncer ainda continuam a apresentar morbidade e mortalidade significativas e, ao longo do seu tratamento, experimentam muitos sintomas – dos quais grande parte é subdiagnosticada ou subtratada.[8,9]

Além do sofrimento físico, esses pacientes e seus familiares têm outras necessidades de cuidados de suporte, muitas vezes não atendidas. Como exemplo, poderíamos apontar o sofrimento psicológico, a necessidade de informações adequadas para o gerenciamento de questões de saúde (relacionadas aos processos de autorização e execução dos procedimentos), o planejamento de cuidados, entre outros.[10] Entretanto, negar a possibilidade desse tipo de cuidado, restringindo-o apenas ao momento final da vida, não faz sentido, pois existe um contexto no qual muitos pacientes vivem por longos períodos com uma doença crônica e incurável, com demandas pessoais específicas advindas dessa cronicidade e da potencial ameaça à vida. Corroborando esse fato, sabemos que há um crescimento do número de pessoas que vivem nessa condição, dado o aumento de casos de câncer relacionados ao envelhecimento populacional e à sobrevida dos pacientes pela maior efetividade dos tratamentos.[11]

Em algum momento, os cuidados paliativos tomam, proporcionalmente, o foco principal do cuidado, isso quando as terapias direcionadas à doença e que prolongam a vida não são mais eficazes, apropriadas ou desejadas.[12]

SOBRE A TRANSIÇÃO DE PROPORCIONALIDADE DE CUIDADOS

Atualmente, há consenso de que a atuação de cuidados paliativos não se limita aos últimos momentos da vida. Nesse sentido, os cuidados curativos e paliativos devem progredir lado a lado. O que se preconiza é uma melhor e mais precoce integração dos cuidados paliativos ao tratamento ativo da doença. Mas perante o agravo ou a complicação da enfermidade, procura-se gradualmente trazer o paciente e os seus familiares para a discussão das expectativas, preocupações e preferência do cuidado no fim de vida. O foco é proporcionar conforto físico e compreender as necessidades emocionais, espirituais e sociais do paciente e sua família. Em muitos casos, idealmente, esse tipo de discussão já ocorreu em momentos anteriores ao agravamento do quadro clínico do paciente.

Nessa perspectiva, a quase exclusividade proporcional dos cuidados paliativos ocorre quando se esgota a possibilidade de resgate das condições de saúde, não sendo possível reverter o quadro clínico do paciente, e a probabilidade da morte se aproxima. A assistência ao paciente e familiares passa a ter como premissas principais controlar e aliviar os sintomas, bem como evitar medidas fúteis diante da irreversibilidade da doença.

Pesquisas mostram de forma consistente que a intervenção de cuidados paliativos precoce melhora a qualidade de vida, o controle dos sintomas, a satisfação do cuidado e até mesmo a sobrevivência. No entanto, na prática, o encaminhamento para cuidados paliativos costuma ocorrer apenas no final do curso da doença, seja por disponibilidade limitada da equipe de cuidados paliativos na instituição, percepção de alguns oncologistas de que eles podem gerenciar as necessidades dos cuidados paliativos, desconforto e estigma sobre cuidados paliativos pelos próprios paciente, seus familiares e equipe médica.[13]

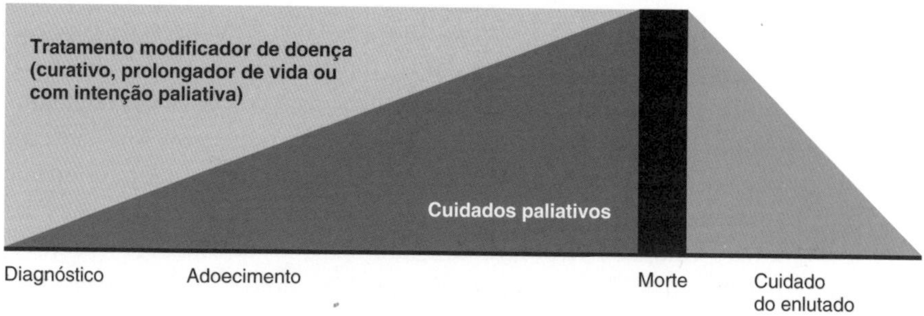

FIGURA 2 Modelo integrado de cuidados entre os tratamentos modificadores da doença e os cuidados paliativos.

É importante considerar a possibilidade de integração dos tratamentos que visam a modificar a doença com os cuidados paliativos. Inclusive, devem-se considerar tratamentos focados na doença (como procedimentos cirúrgicos, medicamentosos, entre outros), que tenham objetivo de alívio ou de aumentar a sobrevida global, como parte de uma abordagem paliativa. Isso, obviamente, tendo como finalidade a manutenção da qualidade de vida do paciente. Assim, desde o diagnóstico, esses cuidados estão – e continuam – integrados à progressão da enfermidade e de suas implicações até o momento da morte do paciente. O que se altera é a proporção entre eles, não a exclusividade de um ou outro. Assim, no início, os cuidados focados na alteração da doença estão mais presentes e, ao se aproximar o momento da morte, os cuidados paliativos ocupam a maior proporcionalidade. Após, vêm os cuidados pós-óbito e, posteriormente, cuidado de luto, conforme Figura 2.[14]

O primeiro passo para se iniciar uma conversa de progressão de proporcionalidade começa bem antes do agravamento do quadro clínico. A comunicação sobre cuidado paliativo deve pautar não no fato em si, mas em todo o espectro da relação do paciente/família com o adoecimento, considerando os desejos imperativos e/ou as circunstâncias de flexibilização destes. Assim, ouvir atentamente e analisar o discurso do paciente e de seus familiares desde o diagnóstico, ou até mesmo durante a sua investigação, ajuda a compreender a maneira pela qual se deve conduzir o processo de transição de proporcionalidade do tipo de cuidado.[15]

O paciente e familiares trazem em suas falas e atitudes nuances culturais importantes que sinalizam como veem a opção do tratamento prescrito (significado de se submeterem a ele), até onde pretendem chegar (objetivos específicos e pragmáticos, como datas ou execução de planos) e a viabilidade (custo/benefício) para alcançar o objetivo traçado, seja ele a cura ou a manutenção da qualidade de vida até a morte. Deve-se estar atento para não existir autoritarismo na tomada de decisão, impondo uma prática unilateral em detrimento da vontade do paciente e de sua família.[16]

Ao se comunicar o agravamento do quadro clínico, fantasias e medo da morte podem ser suscitados e, com isso, advém comumente o medo da dor física, da solidão e do abandono. Nessa transição para a ausência de tratamentos curativos é necessário estabelecer uma comunicação muito cuidadosa, clara e empática, assegurando ao paciente e seus familiares que eles continuarão a ser cuidados. A comunicação na fase final de vida deve se manter de modo flexível, a fim de abarcar as necessidades do momento, considerando a complexidade das demandas apresentadas pelo paciente e pela família no processo de finitude.[17]

Nessa situação, a comunicação efetiva se torna uma habilidade especialmente necessária, assim como o manejo dos sintomas mais frequentes: dor, dispneia, náuseas, fadiga e *delirium*, bem como ansiedade, depressão e outras queixas. É fundamental conseguir desenvolver um plano de cuidado em conjunto com o paciente e sua família, respeitando os seus desejos e valores. A elaboração do plano de cuidados precisa conter estratégias farmacológicas, não farmacológicas e práticas integrativas para o melhor manejo e controle dos sintomas. É importante, se possível, não haver mudanças drásticas de equipe, pois isso permite manter o vínculo e a continuidade do cuidado estabelecidos ao longo do tratamento.

Cabe destacar a importância de se realizar um plano avançado de cuidados (PAC) e diretivas antecipadas de vontade (DAV) em contexto adequado de transição de proporcionalidade de cuidados. Esses documentos são previstos pelo Conselho Federal de Medicina (CFM), desde 2012, por meio da Resolução n. 1.995, a qual discorre sobre o direito do paciente de manifestar sua vontade sobre seu tratamento médico e de designar representantes, caso queira ou seja incapaz no momento futuro, bem como o dever do médico de cumprir a vontade expressa pelo paciente.[18]

O PAC visa a garantir que os pacientes expressem e recebam cuidados coerentes com seus valores, objetivos e preferências. Já o DAV é textualmente a vontade da pessoa a respeito dos tratamentos médicos aos quais deseja ou não ser submetida em situação de fim de vida e em que esteja impossibilitada de expressar livremente a sua vontade.[19]

A INTEGRAÇÃO ENTRE ESPECIALISTAS EM CUIDADO ONCOLÓGICO COM A EQUIPE DE CUIDADOS PALIATIVOS

Existem pesquisas que sustentam a distinção entre cuidados paliativos primários (habilidades e conhecimentos que todos os médicos deveriam ter) e cuidados paliativos especializados.[20] Portanto, cabe destacar enfaticamente que, embora haja uma intersecção entre as equipes de oncologia e as de cuidados paliativos, há também uma diferenciação entre a instrumentação técnica usada.

Em domínios como a avaliação e o gerenciamento de sintomas há consenso de que todos os sintomas devem ser avaliados e gerenciados em um nível básico, com maior abrangência para os mais comuns – como náuseas, vômitos, diarreia, dispneia e dor. Os cuidados espirituais e psicossociais também devem estar incluídos desde o início, eles transpassam o cuidado básico paliativo oferecido pelas equipes primárias de cuidados oncológicos até o momento de cuidados ao luto após o falecimento do paciente, em nível mais avançado.

Porém, quando se consideram os cuidados direcionados ao fim da vida, à comunicação (focada na tomada de decisão compartilhada) e ao planejamento avançado de cuidados, é importante que o oncologista e sua equipe de cuidados zelem pelo encaminhamento aos especialistas em cuidados paliativos para focarem a obtenção de melhores resultados na qualidade do cuidado oferecido ao paciente e aos seus familiares.[21]

Cabe ressaltar o aspecto fundamental dos cuidados paliativos, que é a natureza interdisciplinar, a qual permite oferecer ao paciente e familiar um cuidado multidimensional adequado à complexidade de necessidades em um contexto de câncer avançado.[22] Assim, pacientes com câncer avançado devem ser encaminhados para consulta com equipes de cuidados paliativos, seja em ambiente de internação hospitalar ou, de forma ambulatorial, no início do curso da doença, juntamente com o tratamento ativo do câncer.[5] Não obstante, deve haver a continuidade da presença do médico oncologista que, muitas vezes, acompanha o paciente há décadas, sob o risco de o paciente e os familiares sentirem-se abandonados, caso não exista a integração entre as equipes.

No entanto, há situações em que o paciente recusa o tratamento parcial ou completamente por alguns motivos, como o medo dos efeitos colaterais adversos e complicações do tratamento oncológico, incerteza sobre a eficácia e possível futilidade do tratamento, desesperança, perda de controle, distúrbios psiquiátricos, disfunção no sistema de saúde e questões relacionadas à comunicação e à relação médico-paciente. Ao refletir as evidências de irreversibilidade do quadro clínico e mesmo com possíveis indicações médicas ou conselhos, há pacientes que consideram seus valores e crenças como o fator determinante para sua decisão.[23] Pode também existir preocupação em não ser um fardo para seus entes queridos, ou os pacientes podem, irracionalmente, solicitar tratamento continuado por causa de um medo profundo da morte, de querer estar com a família para comemorar e estar junto em algum marco importante, por exemplo, a graduação de um filho. O componente emocional conduz muitas das tomadas de decisão, que são sempre pessoais, por isso é preciso compreender os fatores envolvidos e não somente a doença e o prognóstico.[24]

E QUANDO O PACIENTE "MELHORA" APÓS A RETIRADA DE MEDIDAS DIRECIONADAS À CURA DA DOENÇA?

Entre os benefícios da integração dos cuidados paliativos no tratamento do paciente oncológico estão uma melhor qualidade de vida, maior satisfação com o cuidado recebido, menos sintomas depressivos, contenção de recursos desnecessários e menor sofrimento por medidas invasivas desnecessárias no final da vida e, muito provavelmente, maior sobrevida global.[25,26]

Nesse contexto, é importante ampliar a compreensão do fenômeno do modelo integrativo de cuidado paliativo precoce no tratamento de pacientes oncológicos. Espera-se que, em sua maioria, os pacientes que iniciam tratamento oncológico curem-se da doença e se tornem sobreviventes. Ao mesmo tempo, os pacientes que evoluírem para um desfecho de morte precoce imposta pela moléstia também podem ter melhora na *performance* e recuperar a funcionalidade, principalmente após a cessação de medidas direcionadas ao controle da doença (por exemplo, a descontinuidade da quimioterapia quando esta não traz mais benefícios ao paciente).

Por isso, é importante considerar tanto a possibilidade de integração do cuidado paliativo no espectro relativo à expectativa de reabilitação dos sobreviventes (embora não seja o foco deste capítulo) quanto a manutenção da existência de reabilitação para os pacientes que não têm possibilidade de cura, visando à qualidade de vida. Um modelo que pode ajudar, tanto na introdução precoce dos cuidados paliativos como na ampliação dos focos de cuidado de tratamento, é o *Bowtie*, já que facilita a aceitação precoce de um caminho de cuidado em que as duas abordagens de cuidado são integradas desde o momento do diagnóstico e traz a perspectiva de sobrevivência associada à reabilitação, e a de morte permeada pelos cuidados de conforto (Figura 3).[27]

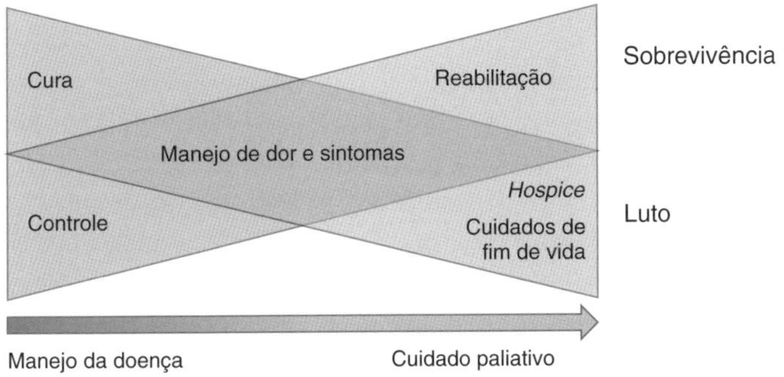

FIGURA 3 Modelo *Bowtie*, no qual o manejo da doença (por meio das práticas de cura e controle) versa conjuntamente com os cuidados paliativos (focados na reabilitação e/ou nos cuidados de final de vida), culminando no processo de reabilitação e/ou luto.

Uma intervenção que vem sendo testada ao longo dos últimos anos com resultados satisfatórios é o *Managing Cancer And Living Meaningfully* (CALM).[28] Por meio de sessões semiestruturadas, o terapeuta foca ajudar o paciente a ter um manejo dos sintomas e uma comunicação efetiva com a equipe de cuidados. Além disso, ajuda o paciente e os seus familiares a entenderem as relações existentes no momento presente e qual o papel que cada um ocupa atualmente. Outro foco é o de promover o bem-estar espiritual e a manutenção de propósito e significado de vida, além de se preparar para o futuro, sustentando a esperança em face da mortalidade.

SUPORTE AO PACIENTE E A SEUS FAMILIARES

O tratamento de pacientes, nos quais o advento da morte é considerado certo e não muito distante, tem como premissa o alívio dos sintomas, suporte ao paciente e sua família. É fundamental que na fase final da vida o paciente tenha a mesma atenção e cuidado que recebeu no momento do diagnóstico e tratamento. A qualidade do cuidado no final de vida deve ser pautada nos valores e nas preferências do paciente e de sua família e não se limitar apenas às intervenções técnicas.

O paciente e sua família, quando possível, devem participar da tomada de decisão, e a equipe deve sempre esclarecer o curso da ação escolhida. Deve-se discutir qual modelo de tomada de decisão será mais adequado para o paciente e sua família naquele determinado momento. Algumas perguntas podem surgir, como: "O que falar para o paciente? Quem irá conversar com ele? Como a família irá reagir? Como os familiares irão cuidar do paciente? E como dar apoio à família? Quais cuidados devem ser tomados? O paciente permanecerá em casa ou no hospital? E como a equipe assistencial será afetada?".[29]

Nesse sentido, pacientes nos dias finais requerem cuidados específicos para o manejo dos sintomas, e a família precisa do suporte necessário com a proximidade da morte. Novas situações demandarão soluções práticas e, consequentemente, adaptações emocionais. O olhar para o paciente deve ultrapassar o corpo adoecido, enxergando-o como uma pessoa real, com os seus desejos, medos, protagonismos e a capacidade de ressignificar a sua própria existência e a sua forma de se perceber e se posicionar perante o mundo.[29]

A comunicação permite definir objetivos para o cuidado na fase final de vida, mas traz também o confronto com as limitações terapêuticas e a realidade da morte. Apesar do frequente receio dessa comunicação provocar prejuízo emocional, observam-se piores desfechos quando essas conversas não ocorrem. Nesses casos, os pacientes recebem tratamentos mais agressivos com associação da piora na qualidade de vida. Nessa situação, os familiares também apresentam piora na qualidade de vida, mais culpa e risco maior de desenvolverem transtorno depressivo após o falecimento do paciente. Todavia, a melhor qualidade de vida do paciente próximo à morte está associada a uma melhor qualidade de vida também do enlutado, que experimentará menos culpa e melhor cuidado de si.[30]

Pesquisa realizada de 2011 a 2018 no Massachusetts General Hospital Cancer, com 559 pacientes com diagnóstico incurável de pulmão, de mama, gastrointestinal ou cerebral, cuja finalidade era compreender as percepções dos pacientes sobre seus objetivos de tratamento *versus* como eles percebiam os objetivos de seu oncologista, e a associação dessas opiniões com seu sofrimento psicológico, apontou que os pacientes que reconheceram a intenção não curativa de seu tratamento e aqueles que perceberam que seu objetivo de tratamento era discordante do seu oncologista relataram maior sofrimento psicológico. Essa discordância pode acentuar a luta interna do paciente para processar e aceitar a incurabilidade de sua doença.[31]

É comum pacientes com câncer avançado apresentarem percepções errôneas sobre seu tratamento e prognóstico com referência à sua qualidade de vida, o que interfere em seu humor. É necessária uma melhor compreensão de como os pacientes percebem suas doenças e os objetivos de tratamento e quais as implicações dessas percepções em seus aspectos físicos e na sua saúde psicológica, para que os médicos consigam se comunicar melhor ao divulgarem o prognóstico reservado.[26]

A morte mobiliza as emoções e sentimentos mais profundos quando o indivíduo se depara com o processo de finitude. A dificuldade em compreender o limite entre o curável e a irreversibilidade da doença é consequência da angústia frente ao processo. O sofrimento emocional e a angústia do paciente oncológico podem ser profundos. A avaliação dos fatores sociais e emocionais faz parte da compreensão adequada do sofrimento do paciente com câncer. É comum a presença de estresse e sintomas psicológicos com alteração do humor em 30 a 40% dos pacientes na fase final da vida. Pessoas com alguma condição psiquiátrica preexistente precisam de suporte e assistência maior.[32]

A absorção da vivência estará relacionada ao significado pessoal e subjetivo da doença física, considerando as características de personalidade, rede de suporte e as circunstâncias pessoais.[33] A dimensão espiritual deve ser acolhida como parte integrante do tratamento. O cuidado adequado do paciente prevê uma melhor elaboração do processo de luto para o enlutado.

Na intervenção com os familiares é preciso estar disponível para lidar com a angústia, reconhecer e admitir as distintas emoções expressas diante de uma perda significativa e dar suporte para a expressão dos sentimentos, como raiva e tristeza, reconhecendo que cada um tem o seu modo e tempo. Se possível, encorajar o autocuidado dos membros da família e incluir as crianças no processo de cuidado.

CONSIDERAÇÕES FINAIS

O cuidado paliativo busca o cuidado integral e humanizado em todas as etapas vivenciadas pelos pacientes diagnosticados com câncer. A integração precoce do suporte da equipe de cuidados paliativos com o tratamento oncológico é essencial. O cuidado deve estar focado no conforto e manejo dos sintomas pautados na qualidade de vida do paciente. Assim, o cuidado ao paciente deve ser individualizado e influenciado por suas preferências e de sua família, alinhando as expectativas e objetivos de cuidado, prognóstico, bem como o risco e benefício do tratamento proposto.

Há que se legitimar o espaço para discussão das necessidades do paciente no fim da vida. Abordar a inevitabilidade da morte em decorrência de um prognóstico reservado constitui um dos desafios para o profissional de saúde que, durante a sua formação, muitas vezes, não desenvolveu as habilidades de comunicação adequadas para dialogar sobre o tema.

A comunicação é uma ferramenta crucial para se estabelecer confiança com o paciente e seus familiares, auxiliando os pacientes nas decisões sobre cuidados. A escuta ativa e empática, atitude essa que deveria estar envolvida na tarefa cotidida do cuidar de todos os profissionais de saúde, permite que se conheçam mais profundamente as expectativas, os anseios, os medos e as preocupações do paciente e de sua família.

O caráter eficiente multiprofissional da equipe de cuidados ao paciente oncológico, o respeito às vontades do paciente e de sua família, além do foco uníssono de promoção de dignidade e de qualidade de vida (de acordo com o plano de tratamento estabelecido em conjunto) devem nortear as ações técnicas de cada membro da equipe. As práticas não devem ser exclusivas ou solitárias, pois todas as ações necessitam ter o objetivo comum de respeito à integração das dimensões humanas.

REFERÊNCIAS BIBLIOGRÁFICAS

1. Franco MHP. O trabalho com pessoas enlutadas. In: Carvalho VA, Franco MHP, Kovács MJ, Liberato RP, Macieira RC, Veit MT et al. (eds.). Temas em Psico-Oncologia. 1.ed. São Paulo: Summus; 2008. pp. 398-402.
2. World Health Organization. National cancer control programmes: policies and managerial guidelines. 2.ed. Geneva: WHO; 2002.
3. CPPAS, Comissão Permanente de Protocolos de Atenção à Saúde da SES-DF. Diretriz para Cuidados Paliativos em pacientes críticos adultos admitidos em UTI: norteando as prioridades de cuidado. Governo do Distrito Federal Secretaria de Estado de Saúde Subsecretaria de Atenção Integral à Saúde Comissão permanente de Protocolos de Atenção à Saúde. Distrito Federal 2018;1(1):1-61.
4. Meier DE, McCormick E. Benefits, Services, and Models of Subspecialty Palliative Care. UpToDate. UpToDate®. Disponível em: https://www.uptodate.com/contents/benefits-services-and-models-of-subspecialty-palliative-care; acessado em: 15 de julho de 2021.

5. Ferrell BR, Temel JS, Temin S, Alesi ER, Balboni TA, Basch EM et. Al. Integration of Palliative Care Into Standard Oncology Care: American Society of Clinical Oncology Clinical Practice Guideline Update. J Clin Oncol. 2017 Jan;35(1):96-112.
6. Hui D, Bruera E. Models of integration of oncology and palliative care. Ann Palliat Med. 2015 Jul;4(3):89-98.
7. Davis MP, Bruera E, Morganstern D. Early integration of palliative and supportive care in the cancer continuum: challenges and opportunities. Am Soc Clin Oncol Educ Book. 2013;144-50.
8. Portenoy RK, Thaler HT, Kornblith AB, Lepore JM, Friedlander-Klar H, Coyle N et al. Symptom prevalence, characteristics and distress in a cancer population. Qual Life Res. 1994;3(3):183-9.
9. Chang VT, Hwang SS, Feuerman M, Kasimis BS. Symptom and quality of life survey of medical oncology patients at a veterans affairs medical center: a role for symptom assessment. Cancer. 2000;88(5):1175-83.
10. Whelan TJ, Mohide EA, Willan AR, Arnold A, Tew M, Sellick S et al. The supportive care needs of newly diagnosed cancer patients attending a regional cancer center. Cancer. 1997;80(8):1518-24.
11. Fitzmaurice C, Dicker D, Pain A, Hamavid H, Moradi-Lakeh M, MacIntyre MF et al. The Global Burden of Cancer 2013. JAMA oncology. 2015;1(4):505-27.
12. National Comprehensive Cancer Network (NCCN). Clinical practice guidelines in oncology: palliative care. Pennsylvania/USA: NCCN, 2021 (version 2. 2021). Disponível em: https://www.nccn.org/guidelines/guidelines-detail?category=3&id=1454; acessado em: 20 de agosto de 2021.
13. Hausner D, Tricou C, Mathews J, Wadhwa D, Pope A, Swami N et al. Timing of Palliative Care Referral Before and After Evidence from Trials Supporting Early Palliative Care. Oncologist. 2021 Apr;26(4):332-40.
14. World Health Organization (WHO). Knowledge into Action Palliative Care. Cancer Control. 2007;1-42. Disponível em: https://apps.who.int/iris/bitstream/handle/10665/44024/9241547345_eng.pdf;jsessionid=C3E11870D89E18DAED6CE04DC7C0D0FF?sequence=1; acessado em: 14 de setembro de 2021.
15. Committee on Improving the Quality of Cancer Care: Addressing the Challenges of an Aging Population; Board on Health Care Services; Institute of Medicine; Levit L, Balogh E, Nass S et al. (eds.). Delivering High-Quality Cancer Care: Charting a New Course for a System in Crisis. Washington (DC): National Academies Press (US); 2013 Dec 27. Disponível em: https://www.ncbi.nlm.nih.gov/books/NBK202146/; acessado em: 5 de maio de 2021.
16. Cain CL, Surbone A, Ronit Elk, Kagawa-Singer M. Culture and Palliative Care: Preferences, Communication, Meaning, and Mutual Decision Making. Journal of Pain and Symptom Management. 2018;55(5):1408-19.
17. Guex P. An Introduction to Psycho-Oncology. London: Routledge; 1994.
18. Conselho Federal de Medicina. Resolução n. 1.995, de 9 de agosto de 2012. Dispõe sobre as diretivas antecipadas de vontade dos pacientes. Disponível em: http://www.portalmedico.org.br/resolucoes/CFM/2012/1995_2012.pdf acessado em: 14 de setembro de 2021.
19. Coradazzi AL, Santana MT, Caponero R. Plano avançado de cuidados e diretivas antecipadas de vontade. In: Cuidados paliativos: Diretrizes para melhores práticas. 1d. São Paulo: MG Editores; 2019. pp.183-92.
20. Quill TE, Abernethy AP: Generalist plus specialist palliative care – Creating a more sustainable model. N Engl J Med. 2013;368:1173-5.
21. Bickel KE, McNiff K, Buss MK, Kamal A, Lupu D, Abernethy AP et. al. Defining High-Quality Palliative Care in Oncology Practice: An American Society of Clinical Oncology/American Academy of Hospice and Palliative Medicine Guidance Statement. Journal of oncology practice. 2016;12(9):e828-e838.
22. Hui D, Hannon B, Zimmermann C, Bruera E. Improving Patient and Caregiver Outcomes in Oncology: Team-Based, Timely, and Targeted Palliative Care. CA Cancer J Clin. 2018 Sep;68(5):356-76.
23. Frenkel M. Refusing treatment. The oncologist. 2013;18(5):634-6.

24. Carlson RH. Understanding the Emotions of Patients Who Refuse Treatment. Oncology Times. 2014;36(22):29.
25. Bakitas M, Lyons KD, Hegel MT, Balan S, Brokaw FC, Seville J et al. Effects of a palliative care intervention on clinical outcomes in patients with advanced cancer: the Project ENABLE II randomized controlled trial. JAMA. 2009;302:741-9.
26. Temel JS, Greer JA, Muzikansky A, Gallagher ER, Admane S, Jackson VA et al. Early palliative care for patients with metastatic non-small-cell lung cancer. N Engl J Med. 2010;363:733-42.
27. Hawley PH. The bow tie model of 21st century palliative care. J Pain Symptom Manage. 2014 Jan;47(1):e2-5.
28. Lo C, Hales S, Chiu A, Panday T, Malfitano C, Jung J et. al. Managing Cancer And Living Meaningfully (CALM): randomised feasibility trial in patients with advanced cancer. BMJ supportive & palliative care. 2019;9(2):209-18.
29. Rodrigues DMV, Abrahão AL, Lima FLT. Do começo ao fim, caminhos que segui: itinerações no cuidado paliativo oncológico. Saúde debate. Rio de Janeiro. 2020;44(125):349-61.
30. Wright AA, Zhang B, Ray A, Mack JW, Trice E, Balboni T et al. Associations between end-of-life discussions, patient mental health, medical care near death, and caregiver bereavement adjustment. JAMA. 2008 Oct 8;300(14):1665-73.
31. El-Jawahri A, Forst D, Fenech A, Brenner KO, Jankowski AL, Waldman L et al. Relationship Between Perceptions of Treatment Goals and Psychological Distress in Patients With Advanced Cancer. J Natl Compr Canc Netw. 2020 Jul;18(7):849-55.
32. Crawford GB, Dzierżanowski T, Hauser K, Larkin P, Luque-Blanco AI, Murphy I et al. Care of the adult cancer patient at the end of life: ESMO Clinical Practice Guidelines. ESMO Open. 2021 Aug;6(4):100225.
33. Aquino da Silva SM. Os Cuidados ao Fim da Vida no Contexto dos Cuidados Paliativos. Rev. Bras. Cancerol. 30 de setembro de 2016;62(3):253-7. Disponível em: https://rbc.inca.gov.br/revista/index.php/revista/article/view/338; acessado em: 10 de maio de 2021.

Índice remissivo

T

U

V